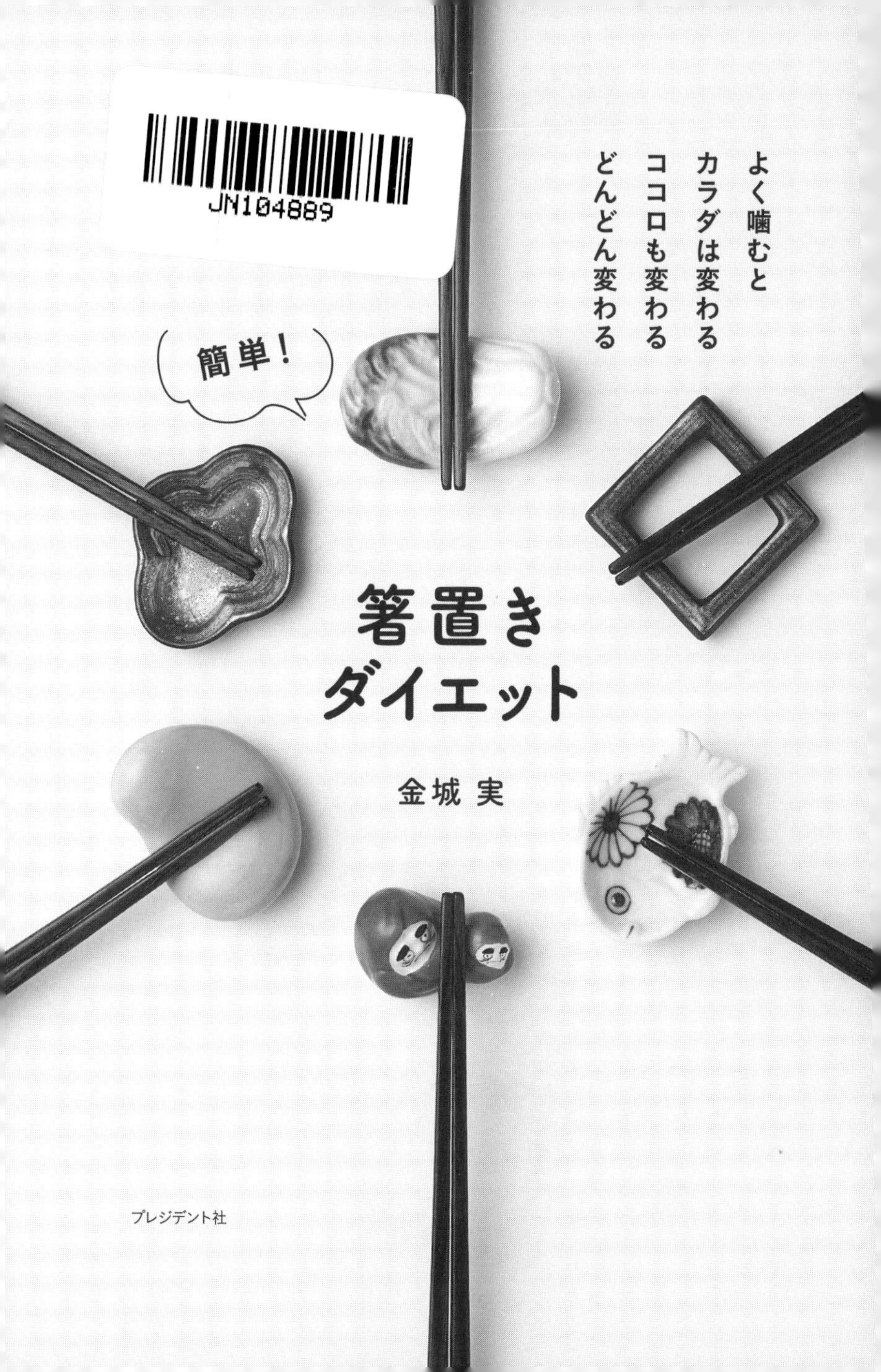

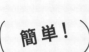

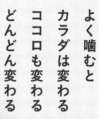

よく噛むと
カラダは変わる
ココロも変わる
どんどん変わる

簡単！

箸置きダイエット

金城実

プレジデント社

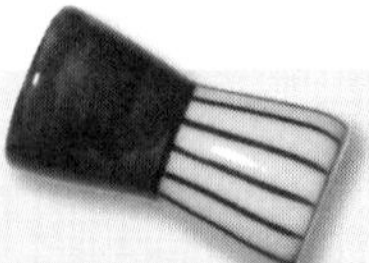

「一人の食事は太る」

コロナ禍のライフスタイルの変化で、
家から出ることも少なくなり、
食事は一人で黙々として、 運動不足にも……。

去年はいていたスカート・パンツはきついし、
急いでダッシュしたら息切れも激しく、
以前とは違って
なかなか回復しなくなった。
なんとかしたい、 このカラダ。

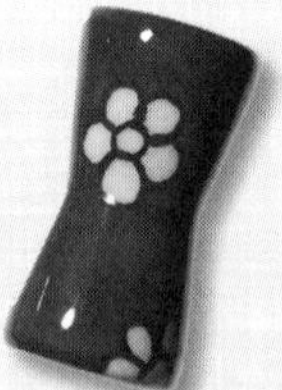

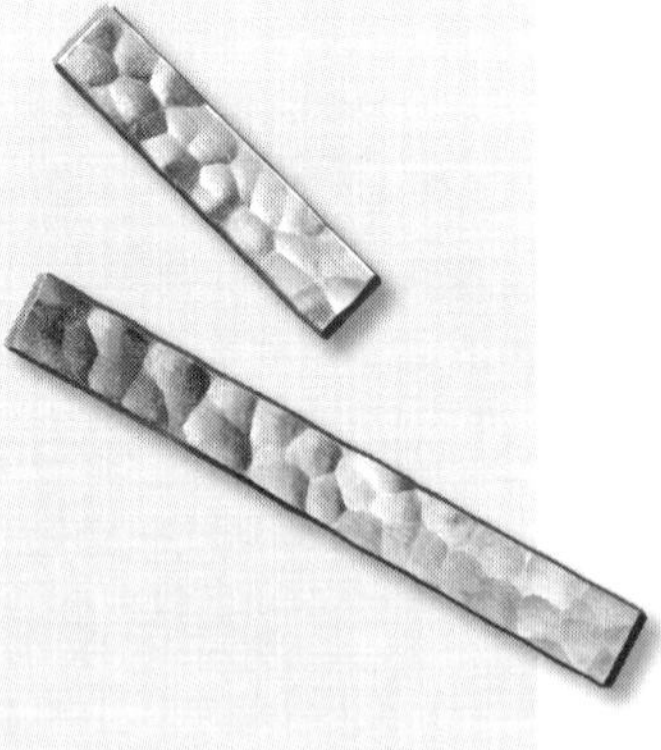

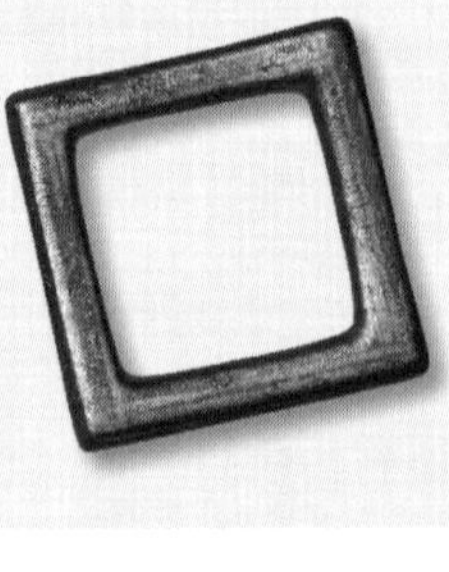

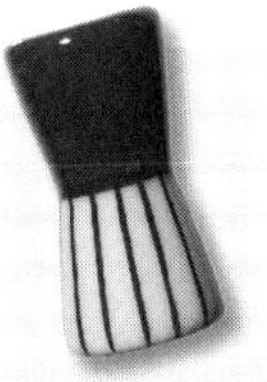

理想のカラダを手に入れるには、
カロリー計算をして、栄養バランスも考えて、
ハードな運動も必要だという。
でも、そんな時間も余裕もないし、
どうせやっても
また、リバウンドするに決まっている。
だったら、いっそあきらめたほうが……。

そんな、みなさんに、

「箸置きダイエット」

あります。

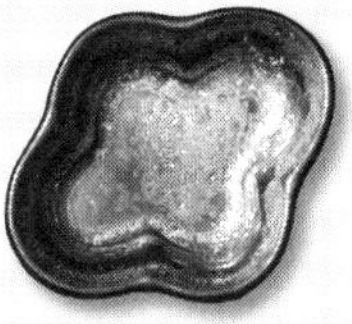

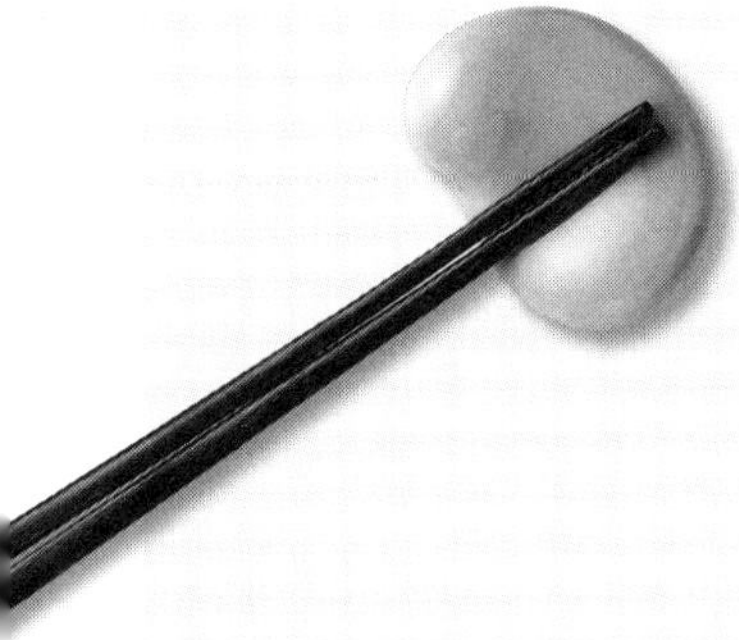

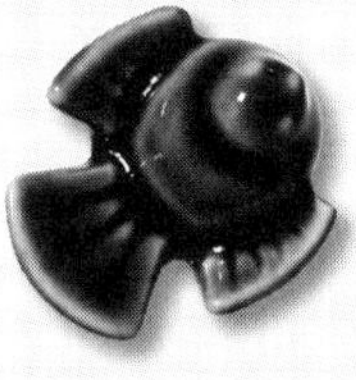

Part 0

「箸を置くだけ」のダイエット、あります

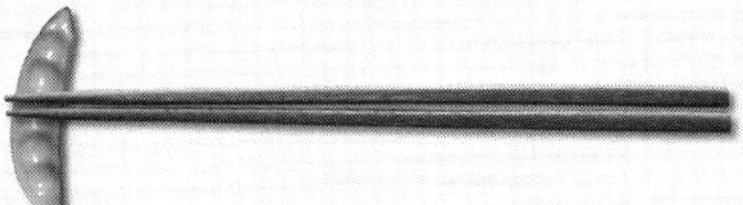

もっとも簡単なダイエット

わたしは二五年にわたって予防医療に取り組んできました。その大きな柱の一つが「肥満の改善」です。

それは、肥満がメタボリックシンドロームや生活習慣病を引き寄せる可能性がきわめて高い状態だからです。近年では、発がんと関連があることもわかってきました。

さらには、二〇二〇年から世界的規模で広がった新型コロナウイルス感染症の重症化リスクの一つとして「肥満」があげられています。

つまり、予防医療には肥満の改善が不可欠なのです。

とはいえ、わたしが提唱しているダイエット法、それは食事やカロリーを制限してカラダについた脂肪（以下〝体脂肪〟）を減らすダイエット方法ではありません。

もっと根本的なところにアプローチをしています。

それは、〝代謝のいいカラダ〟、すなわち脂肪がつきにくく、かつ体脂肪が燃えやすいカラダになる方法です。

そのようなカラダをつくるには、カロリー計算やら食事制限やら、あれもこれもいろいろやる必要はありません。

わたしがお伝えしているのはたった一つ。

「食事の際、食べ物をひと口、口のなかに入れたら、お箸を置いてみてください」

これだけです。

カウンセリングや講演会で、こう言うと、たいていの方は、「えっ、それだけでいいんですか！」とビックリされます。

そして、実際にやってみると、ちゃんとカラダが応えてくれる。そのことにまた驚かれます。

箸を置くことで、食事のスピードをコントロール

〝早食い〟（よく噛まない）は肥満になりやすいということはさまざまな研究でも明らかになっています。

そして、早食いは、肥満のなかでもメタボリックシンドロームや糖尿病などの生活習慣病を招く内臓脂肪がたまりやすいことが近年明らかになりました。

ということは、肥満を改善し、内臓脂肪をたまりにくくするには「ゆっくり」「よく噛む」ことが重要ということです。

だからといって、「〇〇回噛もう」と取り組んでみても、なかなかできないもの。

そこで、「箸を置いてみてください」というわけです。

「よく噛む」ということは、ほかにも、次のような、さまざまなメリットをもたらしてくれることがわかっています。

この「よく噛む」習慣を無理なく楽しく身につけ、がんばらずに理想のカラダを手に入

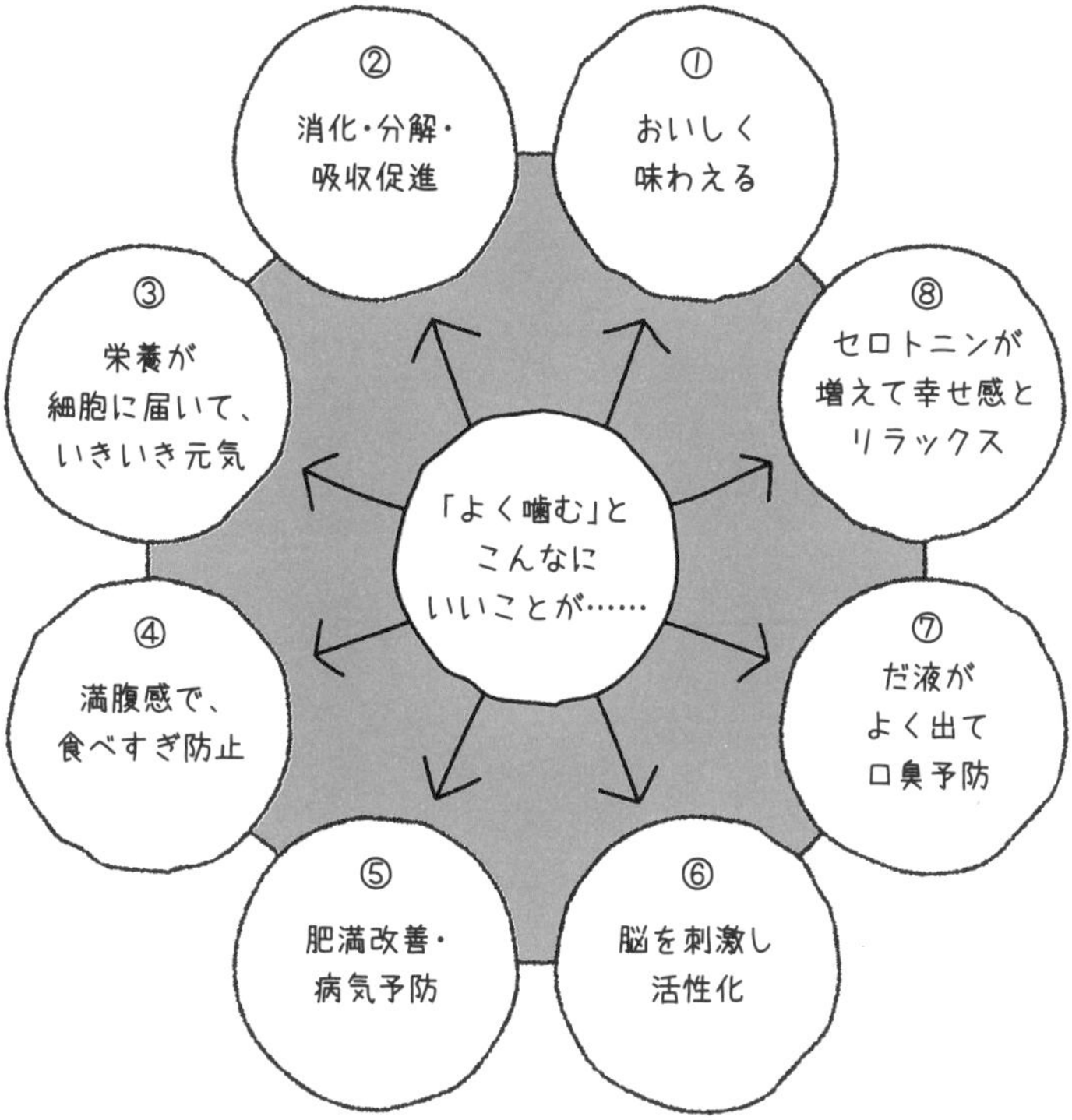
「よく噛む」と
こんなに
いいことが……
①
おいしく
味わえる
②
消化・分解・
吸収促進
③
栄養が
細胞に届いて、
いきいき元気
④
満腹感で、
食べすぎ防止
⑤
肥満改善・
病気予防
⑥
脳を刺激し
活性化
⑦
だ液が
よく出て
口臭予防
⑧
セロトニンが
増えて幸せ感と
リラックス

れる、それが「箸置きダイエット」なのです！

箸置きダイエット　実践中の人の声

●自然と早食いをしなくなり、体形もスッキリ

勤務中はお客さまの都合が最優先。そして仕事は時間との戦い――そう思っていたわたしにとって、食事は「口から流し込むもの」でした。気がつけばわたしも立派な中年太り、えびすさんのようなおなかになってしまったのですが、「箸置きダイエット」を始めたら自然とよく噛んで食べるようになり、そうすると今までより少ない量で満腹感があり、食べすぎもなくなって腹囲も減りました（五〇代・女性）。

ビフォー　腹囲（へそ回り）九五センチ
アフター　腹囲九三センチ　＊開始一か月後のデータ

●よく噛む食事が心地よく、自己肯定感もアップ

今まで何度もダイエットに挑戦しては挫折し、その都度、体重が増えるのに反比例して自己肯定感が低下していったように思います。自分は意思が弱くて「ダメなんだ」と思っていたのですが、「箸置きダイエット」で、生まれて初めて「自分のために、自分がココロときめく箸置きを食卓に並べる」ことができました。以来、食事のたびに「わたしは今、自分を大切にしている」と喜びを感じるようになりました。また、よく噛む食事が心地よいことに気づきました（四〇代・女性）。

ビフォー　体脂肪率三〇％　腹囲九〇センチ
アフター　体脂肪率二八％　腹囲八七センチ
＊開始一か月後のデータ

●翌日の〝結果〟に「すごい！」

以前から、毎朝トイレで便をチェックしているのですが、トウモロコシやひじき、納豆を食べた翌日には「必ず」といってもいいぐらい便にそれらが混じっていました。「それが当然だ」と思っていたのですが、金城先生から「食べたものがちゃんと消化・分解・吸収されていない証拠ですよ」「腸内細菌もごはんが足りてないかも」と言われ、「箸置きダイエット」を始めました。すると、翌日からキレイな便が出るようになりました。開始一か月後の現在は、お肌もハリと潤いが戻ってきています（三〇代・女性）。

ビフォー　体脂肪率三五％
アフター　体脂肪率三三％
＊開始一か月後のデータ

体重・体脂肪率が減って、疲れないカラダに！

以前、野菜中心の食生活に変えたら体重は減ったのですが、カラダに力が入らず、結局、元の食生活に戻り、体重も前より増えてしまいました。「箸置きダイエット」に挑戦して一か月しか経っていませんが、腹八分目で食卓から離れることができるようになりました。スタミナが切れることはなく、駅の階段もスムーズに上がれています（五〇代・男性）。

ビフォー　体脂肪率三二％　腹囲九七センチ
アフター　体脂肪率三〇％　腹囲九五センチ
＊開始一か月後のデータ

職場で集中力・生産性が上がった

腸が弱く、食べたあとに下痢をすることがよくありました。金城先生から「忙しいからといって一気食いすると消化・分解・吸収がうまくいかず、腸に消化されていない〝異物〟がたまるから、早く出そうとして下痢をする」と教わり、「箸置きダイエット」を実践したところ、下痢をすることも減り、午後からも仕事に集中できて生産性が上がりました（二〇代・男性）。

ビフォー　体脂肪率二二％
アフター　体脂肪率二〇％
＊開始一か月後のデータ

実践！　箸置きダイエット

メリハリのあるボディラインを手に入れたい！

疲労感・スタミナ不足、脳や肌・カラダの衰え、便秘・下痢などの不調をなんとかしたい！

若々しく健康で美しい〝老けないカラダ〟に改造したい！

だけど、どうも、いま一つ、うまくいかない……。

そんなアナタのための「箸置きダイエット」。

その実践法をお教えします（なぜそうなのかといった理論については、後半に説明してありますので、そちらをご覧ください）。


まずは、動画（https://youtu.be/1mfXcmxAr7g）をご覧ください。

その1　ひと口入れたら、箸やスプーンを置いてよく噛む

食べ物をひと口、口の中に入れたら、手に持っていた箸、あるいはスプーン、フォークをテーブルに置いて、よく噛むこと。

ハンバーガーやフライドポテト、フライドチキン、焼き鳥、サンドイッチなどのパン、

その他、手で持って食べる〝ワンハンドフード〟は、とくに、手で持ったまま食べているため、自分でも気がつかないうちに次から次へと口に入れてしまい、〝食べすぎ〟がちです。

こういった食事でも、ひと口、口に入れたら、いったんお皿などに食べ物を置いて噛む。

▼「よく噛む」食べ方が、なぜ、いいのかについては
Part3の「箸置きダイエット」理論編　なぜ箸を置くだけでダイエットになるのか　へ

その2　回数よりも〝意識〟が大事

噛む目安は、口に入れた食べ物が「コナゴナ・トロトロ」になるまで。

よく言われるような「回数」にこだわる必要はありません。

なぜなら、たとえば「三〇回噛まなくてはならない」となると、ナッツも豆腐も三〇回噛んだところで、それは意味のあることなのでしょうか。

そもそも三〇回数えていると、食事を楽しめなくなります。

それよりも、最初は「よく噛もう」という意識をもつことから始めてみてください。あくま

で食事を楽しみながら「よく噛む」ことが大切です。

なかには『「よく噛む」ということがイマイチわかりません』という人もいるかもしれません。

そのような方は、まず「ひと口ずつ味わって食べる」という意識をもって食べるようにしてみるといいでしょう。

▼食事中の意識の使い方などについては
Ｐａｒｔ１の「ＤＲ・金城の実践アドバイス」①②　へ

その3　〝箸置き〟を使う

落語では一席終えると、次の演者のために座布団をひっくり返します。「高座返し」と呼ばれる、この所作によって「サラの座布団」になったとみなされるからです。


「〝箸置き〟を食卓に置く」ということも、この高座返しとよく似ています。

ごはんとお味噌汁と漬物がのった、ふだんから見慣れた食卓に〝箸置き〟一つ置いただけで、ちょっと〝いい感じ〟の食卓に早変わりします。

そのうち少しずつ意識が変わり、自分にとって本当に心地よいことを自ら考え、選ぶようになります。

そのなかで健康的ダイエットを成功に導く〝食べ方〟〝意識〟を身につけていく。〝箸置き〟は、それを使うその人、その人の意識に何かしら影響を与えるのです。

▼〝箸置き〟に箸を置いて食べるようになった人の、意識の変化についてはPart1の「Cさんの言い訳〝箸置き〟どころか、食卓で食べることすら面倒」へ

その4　一日一食は〝伝統的な日本食〟

「箸置きダイエット」では、難しいカロリー計算やカロリー制限、ビタミンやミネラル、タンパク質、炭水化物（糖質）、脂質をどれぐらいとるのか考える必要はありません。

ただし、一日一食は〝伝統的な日本食〟をとるよう心がけましょう。

ちなみに〝伝統的な日本食〟とは、ごはんとお味噌汁、漬物または納豆、のり、そしてメインのおかずが焼き魚などの魚料理または卵焼きなどの卵料理――このようなシンプルな和定食を一日のうち一食はとるようにしてください。

▼〝伝統的な日本食〟ってどんな食事？　と思った方は
九二ページのコラム「ユネスコ無形文化遺産の〝日本食〟」へ
▼なぜ〝伝統的な日本食〟なのかについては
Part4の「一日一食は〝伝統的な日本食〟、ごはんを食べよう」

「『糖質の量』ばかりを気にして逆に損をしているかも？」

「太りやすい体質を〝伝統的な日本食〟で整える」へ

その5　〝変わっていく自分〟を見守る

まず、自分の便をチェックしましょう。すぐ、効果が表れます。

加えて、週に一度は体重・体脂肪率・腹囲を測りましょう。毎日でなくてかまいません。

これらの情報は、どうすれば自分が理想とするカラダに近づけるのか、どうすれば健やかで心地よい日々を過ごせるのかといった大切なヒントをわたしたちに与えてくれます。
▼セルフチェックの詳細は
Part2のカラダの〝声〟を聞きながらワクワク実践「箸置きダイエット」へ

Part 0のまとめ

1 ゴールは代謝のいい、脂肪を燃やせるカラダ

2 箸置きを買って、箸を置いてみる

3 ゆっくり噛むと、いろいろと気づく

4 噛む回数より、「味わう」「楽しむ」意識が大切

5 ごはんに具だくさんの味噌汁を、一日一食

6 便のチェックは、箸置きをした自分へのご褒美

コラム

7

〝箸置き〟のある暮らしを楽しむ

全国各地から千種類以上もの〝箸置き〟が集まる「銀座夏野」本店の店長・佐藤俊樹さんに、〝箸置き〟の楽しみ方などについてお話をうかがってきました。

〝箸置き〟の由来

〝箸置き〟というと、食卓周りの小道具というイメージをおもちの方も多いことでしょう。しかし元来〝箸置き〟は神事に用いられるものだったのだそう。

「今も伊勢神宮などの神事に用いられていると聞いたことがあります。箸が、人と神さまを結ぶ、箸渡しの道具とされ、その箸を置く〝箸置き〟も貴いものとされていたそうです」（佐藤さん）

最近はコロナ禍で〝おうち時間〟が増え、こだわりの〝箸置き〟を求める人が増えつつあり、来店客のなかには、さまざまな〝箸置き〟を蒐集するマニアも少なくないとのこと。

「〝箸置き〟を入れる専用のボックスがあって、そこから、そのときの季節や気分に合ったものを選んで使っている、という話をうかがったことがあります。

〝箸置き〟は、器などと比べると、本当に小さな食卓のアイテムですが、〝箸置き〟一つ、置くか置かないかで、食卓の雰囲気がガラッと変わります。

わが家でも先日、両親を招いてひな祭りをお祝いしたのですが、年に三回ぐらいしか登場しない〝とっておきの箸置き〟で食卓を飾りました。いつもと違う特別感が出て家族全員「おー、これ、いいね」と大喜びでした。このように気持ちの部分で〝箸置き〟が貢献するところが大きいのではないでしょうか。〝箸置き〟を置くことによってココロにゆとりが生まれ食べ方も丁寧になり、日々の暮らしが豊かになる。それが〝箸置き〟の魅力の一つだと思います」（佐藤さん）

どんな食卓にも合う金属製の〝箸置き〟が人気

近頃は、素材でいうと、木製や陶器以外にも、和洋を問わずどんな食卓にも合う金属製の〝箸置き〟が人気だそうです。

「食卓がスタイリッシュになる、というところが、喜ばれています。また、マイ箸と同様に〝マイ箸置き〟を持ち歩く方も増え、こちらの方には、木製や竹の軽くて割れる心配の少ない〝箸置き〟をおすすめします。

その他、お客さまのなかには、節句・年中行事に合わせて〝箸置き〟をかえ、生活空間を演出することを楽しんでいる人もいます。いろんな楽しみ方ができるんです。

まずは、宝探しをするつもりで、自分がココロときめくようなお気に入りの〝箸置き〟を探してみてください」（佐藤さん）

Data

銀座夏野

HP　https://www.e-ohashi.com/

Part 0

「箸を置くだけ」のダイエット、あります

Part 1

〝言い訳〟が教えてくれる、成功するダイエット

Part 2

カラダの〝声〟を聞きながらワクワク実践「箸置きダイエット」

Part 3

「箸置きダイエット」理論編

なぜ、箸を置くだけでダイエットになるのか

Part 4

「箸置きダイエット」をさらに効果的にするコツ

特別付録

「箸置きダイエット」の効果を高める簡単エクササイズ

Part 1

〝言い訳〟が教えてくれる、成功するダイエット

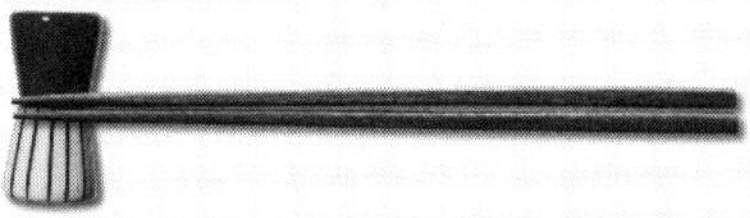

ダイエットがうまくいかない方たちが、
ある日、わたしのもとへやってきて、
「〜だから、できない」
「〜だから、うまくいかない」
ということを話してくれました。
うまくいかなかった方たちとわたしとの対話のなかに
読者のみなさんにとって〝ヒント〟があると考え、
そのときの模様をここで再現してみました。

言い訳 1

食事に
専念できない環境

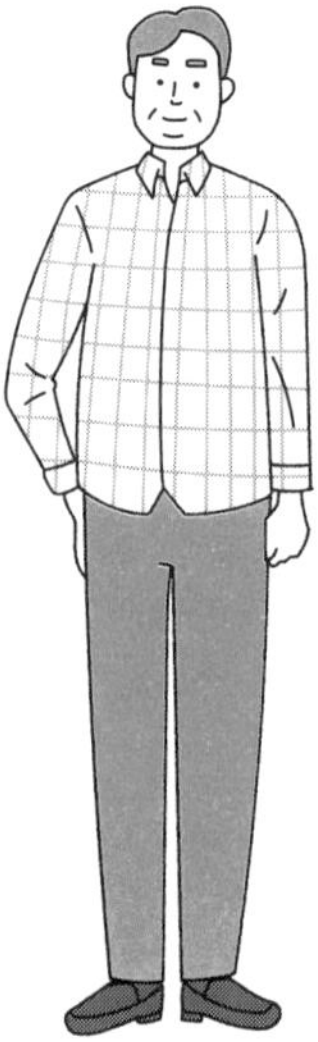

Aさん(50代・男性)

某企業に勤めるサラリーマン(管理職)。
夫婦共働きのため、
家族と食卓を囲むのは週末の時間があるときだけ。
ダイエットを繰り返すも、うまくいかず、
金城のアドバイスを求めて来訪。

テレビやスマホ、仕事の資料を見ながらの〝ながら食い〟

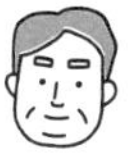

二〇代の頃と比べて二〇キロ以上、太ってしまいました。

また最近、健康診断で「糖尿の気《け》がある（＝糖尿病予備群）」と指摘されました。

仕事柄、元気いっぱいな経営者が突然亡くなるのをけっこう見ています。

あきらかに肥満の方がほとんどでした。

わたしは下戸でお酒をあまり飲めないので、そのおかげでまだ助かっているとは思うのですが、このままでは健康面が心配です。

なので、ダイエットしようと思っています。

というか、実は今までにも何度か、ダイエットを試みたのです。

それが、ことごとく、うまくいかなくて。

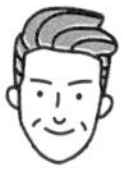

食生活は、どのような感じなんですか？

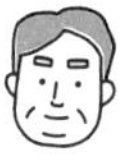

平日の昼は、刺身定食とか和定食的なものであったり、カレーやそば、丼ものが

多いですかね。

夜は、会食・接待がなければ、駅前の飲食店で食事を済ませたり、お弁当を買って家で食べたりします。うちは共働きで、わたしの帰りが遅いので。

新型コロナで緊急事態宣言が出ているときは、テイクアウトの牛丼やカレー、焼肉やステーキの弁当を食べていました。

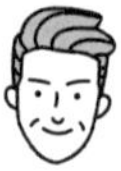

もう一つおうかがいしたいのは、ふだんは「どのような食べ方」をされていますか？

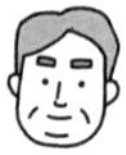

夜、家で食事をとるときは、たいがいテレビを見たり、スマホでＹｏｕＴｕｂｅを見たりしながら食べるんですが、ついさっき食べ始めたはずが、気がついたらお弁当が空になってて。
そういうことが多々あります。
お酒は飲まないので、炭酸飲料を飲みながら、フライドチキンとかを食べながら。
四〇分ぐらいですかね、おなかが満たされるまでダラダラ食べてます。

おなかが満足したら、「箸を置く」というか、食べ終えます。

昼間は、オフィスの周辺にある飲食店でランチをとるのですが、仕事の資料を読みながら、あるいはスマホでネットを見ながら食べることが多いですね。

オフィスにいると、どうしても、一人で落ち着いて資料を読めないもんで。

なんか、〝言い訳〟っぽくなっちゃいましたね、すみません。

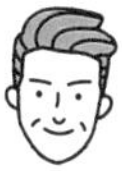

いや、むしろ逆に、どんどん〝言い訳〟してください。
〝言い訳〟をしているうちに、自分のことがわかり、どうしたら理想のカラダと健康が手に入るかも見えてくるので、遠慮なく〝言い訳〟してくださいね。

よく噛まずに流し込むから、食べすぎ、胃腸に負担をかける

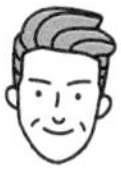

ところでAさん、食後に「胃が重い」と感じたり、胃がもたれることはありますか？

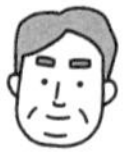

しょっちゅうあります（笑）。
よく噛まないからかなあ……。

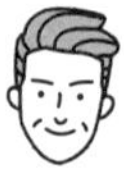

そうかもしれないし、それ以外に原因がある可能性も捨てきれませんね。
試しに、「よく噛んで食べる」ことを心がけてみませんか？
それで症状がなくなったら、よく噛まないのが原因だって、わかりますから。

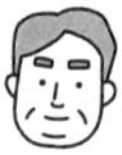

実は、わたしも、そうしたいんです。
よく噛まないで早食いすると、気がつかないうちに食べすぎてしまって肥満になるという話を聞いて、「よく噛んで食べよう」と思うんです。
ところが、食事になると、つい流し込んでしまうんです。
それがクセになってしまっているんですよ。

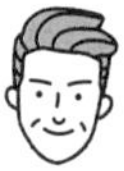

それがクセになってしまったのは、どうしてだと思いますか？
なぜ、よく噛まずに流し込んでしまうのでしょう。

それは、食事以外のことに気がとられているからではないでしょうか。

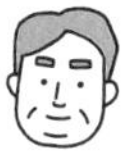

なるほど、そうかもしれません。
夜、食べるときは、テレビやＹｏｕＴｕｂｅに気をとられちゃってるし。
ランチのときは、資料を読んだりして仕事のことをずっと考えています。
それがよくないのですね。

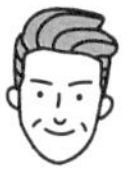

おっしゃる通りです。
食事中は「食べる」ことに専念してみませんか。

平日のランチ時の一〇分を自分に投資する

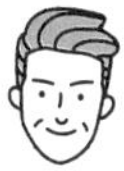

ひと口、食べ物を口に入れたら、箸を置いてよく噛むようにする。
今までは、口のなかにおかずがあるうちに、ごはんをかき込んだりしていたかも

しれませんが、これからは、ひと口、食べ物を口に入れたら、箸を置くようにしてみてください。

そして、口のなかのものが「コナゴナ・トロトロ」になるまで噛むように……。

それは、できそうですか？

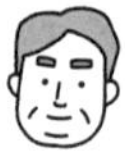

自信がありません。とくに平日の昼間は忙しいので。

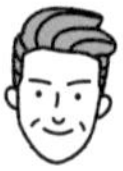

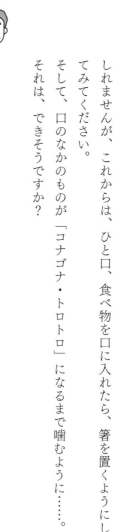

仕事は、限られた時間のなかで成果を出さないといけないですよね。

だから「よく噛む」なんて、そんな、ゆとりはないと思ってるでしょう？

ところが、「よく噛まない」と胃腸に負担がかかって胃がもたれてしまうんです。

また、食べたものがしっかり消化・分解・吸収されず、脳がエネルギー不足になりかねない。そうすると、イライラしたり、集中力が低下するおそれがあります。

これじゃあ、仕事の生産性も上がらないでしょう。

一〇分の食事が、その後の仕事の効率を上げてくれるんです。

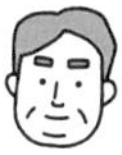

言われてみると、確かにそうだなあ。

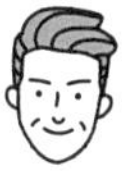

ですから、食事にかける時間は自分への投資と思って、今、食べている時間が五分だとすると、まずはそれを一〇分にするんです。
その一〇分は「食べること」「よく噛むこと」に専念するんです。
これだったら、どうですか？

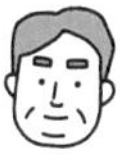

一〇分だけ、がんばってみます。
ん～でも長年、食事中はずっと箸を手に持ったままだったからなあ。
食べ物を口に入れたら箸を置く。
このことを忘れないように気をつけなきゃ。

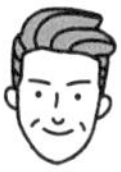

ダイエットに限らず、何でもそうですが、一度目のトライでいきなり、一〇〇点満点をとれる人は、なかなかいませんよ。
やってみたら、うまくいかないことのほうが多いものです。まずは、食事時間を

一分でも長くするつもりでやってみましょう。

そのあと、うまくいかなかったら、そのときは、なぜ、うまくいかなかったのか考え、対策を考えればいいんです。

「食べ物を口に入れたら箸を置く」を忘れないコツは食卓に〝箸置き〟を置く

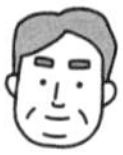

わかりました。
「箸を置く」ことを忘れないために、何かいい方法はないですかね？

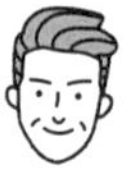

ありますよ、食卓に〝箸置き〟を置くんです。
わたしの講座を受けた人のなかには、自宅ではもちろんのこと、職場にも〝箸置き〟を置いておき、食事のときに出す、という人がいます。

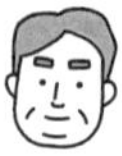

なるほど〝箸置き〟を見たら「箸を置かなきゃ」って思い出しますね。

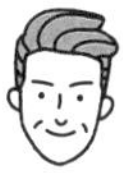

キッチンの食器棚に〝箸置き〟をしまっていないか、奥さんに聞いてみてください。

また、今は百均でも、ステキな〝箸置き〟があるそうですよ。

そんなに高価なものは必要ありませんが、新しいチャレンジをするのに気分をもり上げるために新しい〝箸置き〟を買うのもいいでしょう。

野菜と魚中心の食事ではカラダに力が入らず、リバウンド

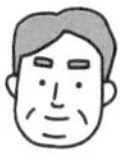

食べ方は、わかったのですが、食事の内容のほうはどうすればよいですか？

実は、わたしは以前、メタボ健診で「肥満を改善するには、肉料理や揚げ物などを控え、野菜中心の食生活にしないといけない」と指導されたことがあるんです。

糖質の吸収を抑えるダイエットサプリを飲み、野菜と魚中心の食生活に変えたところ、三キロやせたのですが、カラダに力が入らず、結局、リバウンドしてしま

いました。

この失敗を教訓にして、栄養士さんの指導を受けたのですが、なかなか……。

食品のカロリーを注意してとるだけでも、たいへんなのに、タンパク質や脂質、糖質をバランスよくとって、ビタミンもミネラルも過不足なくとりましょう、なんて言われても、接待のときに、そんなこと、できないですから。

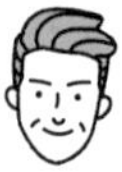

おっしゃる通りだと思います。

もちろん、カロリーや栄養素のバランスを意識することも大切なんですよ。

お昼に「焼きそばにおにぎり」とか、「ラーメンとチャーハンのセット」とか、あるいはまた、お昼にラーメンを食べて夜もラーメンとか、三食うどんとか、三食パンとか、そういう食生活では、糖質のとりすぎですし、栄養バランスもよくありませんからね。

だから栄養指導を受けた。でも、それを実践するのは自分自身なんですよね。

自分一人でこうしよう、ああしようと調整するのは、たいへんですよね。

自分が食べたものをスマホで撮って、栄養士さんに送ってチェックしてもらっている人もたくさんいらっしゃいますが、意外と長続きしない人のほうが多いと思います。

それが「ふつう」なんです。ご自分のことを責めないでください。

「一日一食、伝統的な日本食」を心がけ、必要な栄養素を過不足なくとる

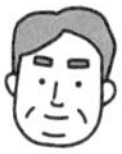

では、食事の内容については、どのようにすればいいのですか。

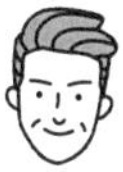

「一日一食は〝伝統的な日本食〟をとる」というのはどうでしょう。難しいですか？

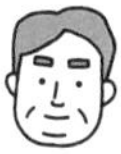

いや、むしろ、「そんな簡単でいいんですか？」と言いたいです。

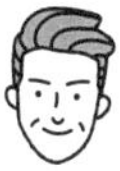

人間というのは面白いですね、簡単だと、「ホントかな？」と思ってしまう（笑）。

ところが、実践するとおわかりいただけるのですが、ほとんどの人は翌日から「便がキレイになった」と言います。

そして、消化・分解・吸収がちゃんとできるようになり、細胞に必要なものが届くようになってくると、カラダが変わってきます。

ですから、「一日一食は〝伝統的な日本食〟をとる」ことと、「〝箸置き〟を使って、よく噛む」ことを心がけてみてください。

そして、週に一度は体重計にのってください。

体重だけでいいですが、できたら体脂肪率もチェックしてカレンダーか手帳に記録してみてください。

さらに、腹囲（へそ回り）もチェックできれば、もう何も言うことはありません。

ちなみに、腹囲が八五センチ以上（女性は九〇センチ以上）ある場合はメタボ腹。

メタボリック症候群を引き起こす内臓脂肪がたまりすぎている可能性があります。

これらを定期的にチェックすることで、自分が取り組んでいることがうまくいっているのかどうか、自分でモニタリングするわけです。

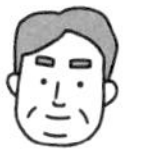

数値がよくなっていかない場合は、何がうまくいっていないのか考え、改良すればいいんですね。
了解しました、トライしてみます。

箸置きダイエット開始前
腹囲（へそ回り）／九七センチ　体脂肪率／三二％
箸置きダイエット開始一か月後
腹囲／九五センチ　体脂肪率／三〇％

DR・金城の実践アドバイス①

「箸置きダイエット」を始める準備 〜自分自身の声を聞く

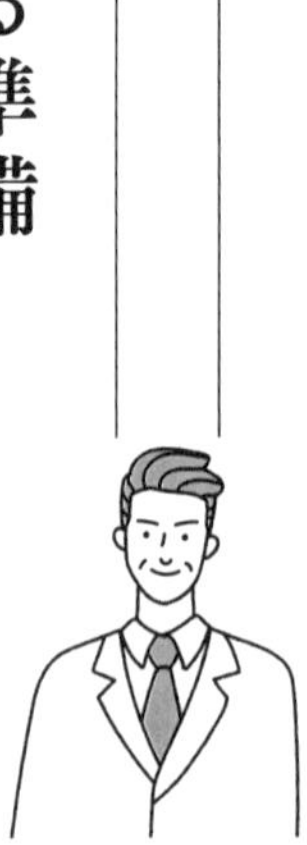

自分の食事を知る

Aさんは、帰りがけに、ハッとしたように、こんなことを言いました。

「子どもの頃は、テレビを見ながら食事をしたり、ひじをついて食べたりしているとよく母親に注意されましたが、一人で食べていると誰からも注意されないので、流し込むように食べていることに気がつかないんですよね」

Aさんのおっしゃる通り、わたしたち人間は、「自分のことは、自分がいちばんよく見えない」生き物なのです。そこで、読者のみなさんに、わたしからの提案です。

以下の三つの質問をご自分に投げかけ、自分自身の声を聞いてみてほしいのです。

直近の三日間、何を食べましたか？

あわただしい環境で、せかせかイライラしながら、流し込むように食べているとき、わたしたちの意識は食事以外のことに向かっています。そのため、何を食べたのか、記憶がないということが少なくありません。

一方、「ひと口、ひと口を味わって食べる」つまり「よく噛んで食べる」ことをしている人では、食事に意識が集中しているため、何を食べたのか思い出せることが多いのです。

おなかがすいた状態で食べていますか？

おなかいっぱい食べたヒキガエルは、目の前にエサとなるコオロギがいても見向きもしません。これは多くの動物に見られる行動です。つまり、おなかがいっぱいになったら、自然と「食べるのをやめる」ように動物はできているわけです。

ところが人間はおなかが減っていなくても、「食卓に並べられた食事は全部食べなくてはいけない」「食べ物を残してはいけない」「周りの人が食べているから、自分もいっしょに食べなくちゃ」などという観念に突き動かされて「食べる」ことをしがちです。

あるいはまた、テレビやＹｏｕＴｕｂｅなどのメディアで、誰かが何かをおいしそうに食べているのを見ると、「何か食べたくなっちゃった」と思ってしまうことも少なくないでしょう。このようなときは、おなかがすいているのではなく、目が食べたいだけなのです。

よく噛んで食べながら、おなかの声を聞いてみよう

肥満の最大の原因「食べすぎ」を防ぐには、まず食べ始める前におなかの声に耳を傾けてみましょう。そして、おなかがすいていたら食べる。料理を盛るとき

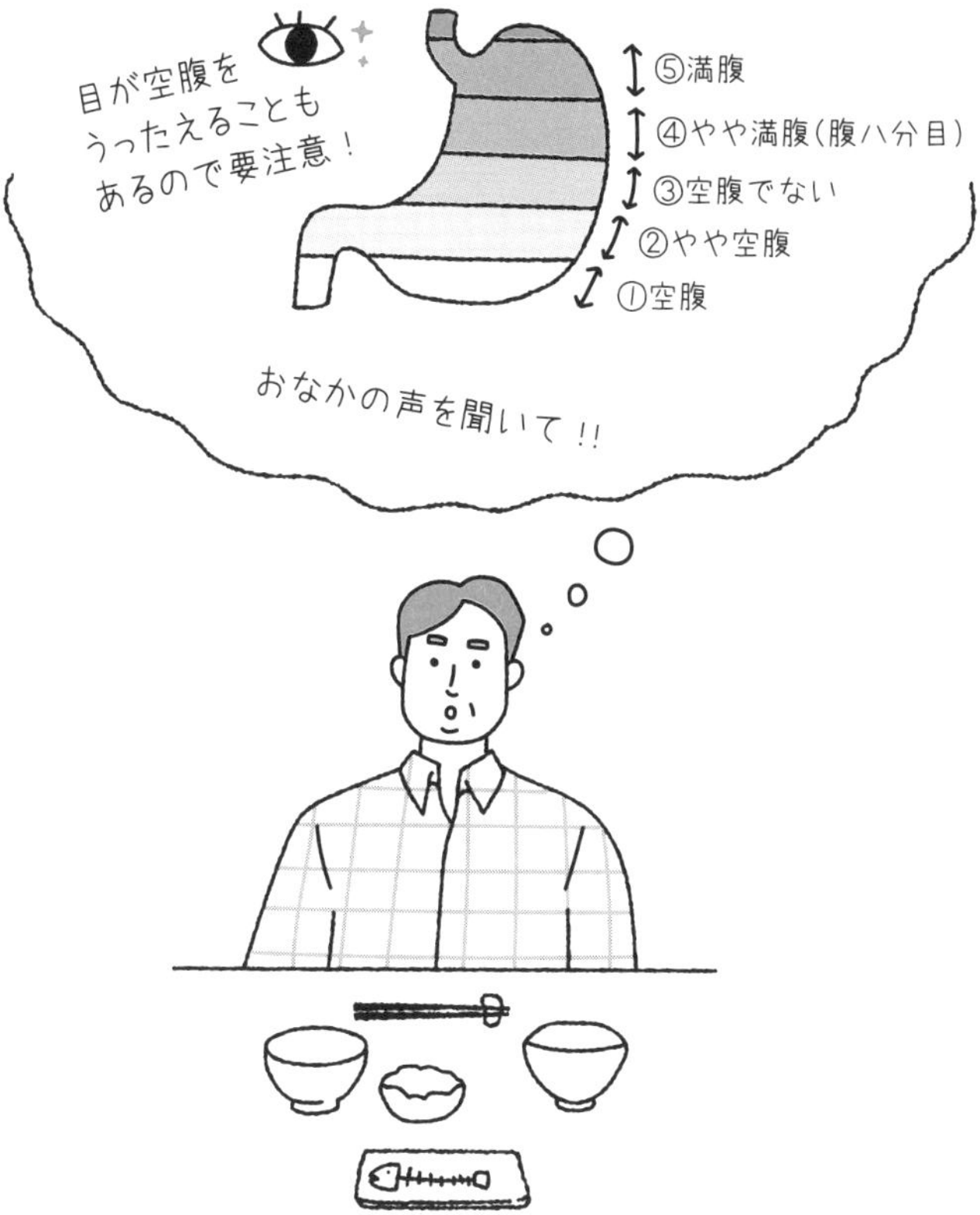
目が空腹を
うったえることも
あるので要注意！
⑤満腹
④やや満腹(腹八分目)
③空腹でない
②やや空腹
①空腹
おなかの声を聞いて!!

● **自分のおなかの声を聞くヒント**

① 目を閉じ、ゆっくり息を吐いて、ゆっくり息を吸います。これを3回以上繰り返します。
② 胃が空腹かどうかをチェックします。
③ 自分が感じ取ったものが、上図の①「空腹」から⑤「満腹」のうちどれに該当するか選んでください。

にはたくさん盛りつけない。外食であれば、欲張らずに少なめに注文する。そのうえで、次のような「よく噛む食べ方」に修正することが大切です。

①食事をするときは、テーブルに〝箸置き〟を置く
②食べ物をひと口大に切る
③②を口に入れたら〝箸置き〟に箸を置く
④口に入れた食べ物がコナゴナ・トロトロになるまで噛む

そして、よく噛んで食事を味わいながら、時々、自分の胃に「食事はもう十分かどうか」聞いてみてください。十分なら、もったいないけれど残すことも大切です。

自分のおなかの声に耳を傾けるようになると「腹八分目」を感知しやすくなり、「満腹になるまで食べすぎるクセ」を修正しやすくなります。食べ方がココロを育て、カラダを変えてくれるのです。

言い訳 2

炭水化物抜きダイエット

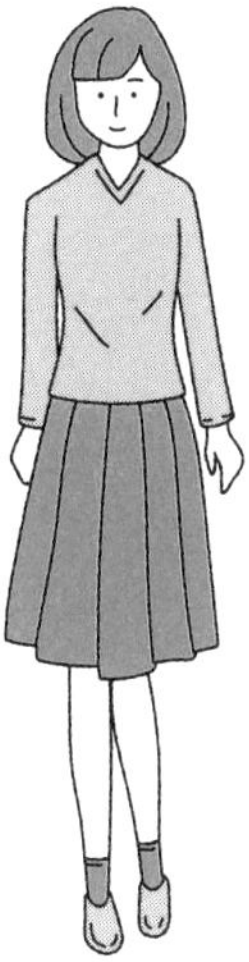

Bさん(30代・女性)

〝お取り寄せ〟が趣味の、独身営業ウーマン。
ほぼ毎日、帰宅は夜の9時頃、
取り寄せた地酒や海産物を一人楽しみ、
ストレス解消に努める。
最近、炭水化物抜きダイエットにトライしたが、
どうもうまくいかないらしい。

水を飲んでも太る体質？

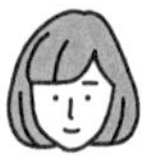

芸能人や有名人のインスタを見ていると「映《ば》える」、ものすごくおいしそうな料理の写真がアップされていたりするじゃないですか。

あんなにカロリーの高そうなものを食べて、太らないから、うらやましいです。

わたしなんて、水を飲んでも太っちゃう体質だから、食べたいものをガマンしているのに、それでも体脂肪率が三〇％もあるんです。

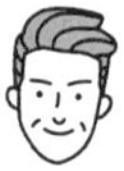

あまり厳しい食事制限は長続きしませんよ。

気持ちが折れたとき、その反動で、ほとんどの人は、リバウンドを起こしてしまいます。

それよりも、Ｂさんは「プラスマイナスの法則」ってご存じですか？

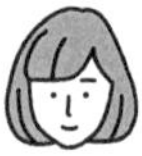

何ですか、それ。

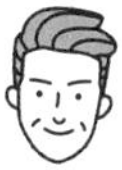

たとえば、食事会や飲み会で食べすぎた翌日、体重計にのると「増えてる!!」とガッカリすることがありませんか？

そういうときは、食べすぎた日の翌日から二日間、食事を減らし気味にすると、体重はプラスマイナスゼロになる、つまり元に戻ります。人のカラダは、三日以内なら戻るようになっているのです。

自分自身に「絶対に食べちゃダメ」と禁止するよりも、時々は、おいしいものを食べたり飲んだりしていいんですよ。

ただ、週に一度は体重（できれば体脂肪率も）の定期チェックをしてください。

そして、体重が前回、測ったときよりも増えていたときは、「昨日、飲み会があったから、しょうがないよなあ」とか〝言い訳〟をしてください。

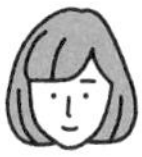

えっ、〝言い訳〟して、いいんですか？

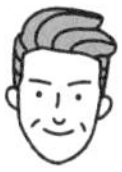

はい、どんどん〝言い訳〟してください。
先ほど、Bさんは「水を飲んでも太る体質だから」とおっしゃいましたよね。

水はゼロカロリーですから、前日よりも体重が増えているとしたら、他のものをとりすぎている可能性が高いんです。

ちなみに、Bさんは、ふだん、どのような食事をしているんですか？

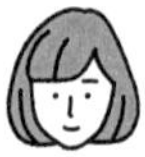

今、わたしは炭水化物抜きダイエットをしているんです。

なので、基本的に、ごはん、パン、パスタ、麺類は食べません。

その分、卵やお肉を積極的にとっています。

あとは、野菜をたくさんとるようにしています。

間食は、ケーキやおまんじゅうはガマンして、そのかわりにドライフルーツやナッツをちょぼちょぼ、つまんだりして。

一時期やせたんですが……、また太ってしまったんです。

入れるものだけでなく、出すことにも注意を向けてみる

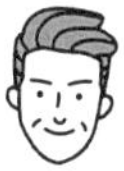
初対面の女性に、こんなこと聞いてごめんなさいね。ひょっとしたら、便秘していないですか？

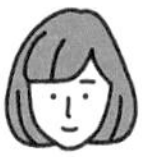
はい、便秘で、おなかが張っている感じがあります。

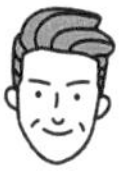
それだと、においも？

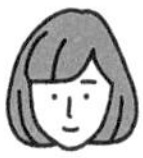
そうなんです！　ガスがくさくて……。先生、なんでわかったんですか？

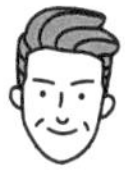
炭水化物抜きダイエットをしていて、「ごはんを食べない」と言っていたでしょう？
お米と砂糖を「同じ糖分だ」と思って敬遠されている方が多いのですが。
確かに、ごはんに含まれる〝でんぷん〟は消化・分解されて最終的にはブドウ糖

になるのですが、砂糖と同じではありません。

砂糖は体内へ吸収されるスピードが速いのですが、ごはん、とくに冷えたごはんの〝でんぷん〟は「難消化性レジスタントスターチ」といって、一部は胃や小腸では消化されず、ゆっくりと体内に吸収されていくので、太りにくいのです。

ごはんを食べない人の腸内フローラは「太りやすい状態」！

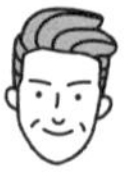

腸内には微生物がいることはご存じですよね。
腸内の微生物は食物繊維（難消化性レジスタントスターチを含む）を食べて生きているんです。
ところが、ごはんを敬遠していると食物繊維が不足しやすく、微生物は飢餓状態におちいって腸内環境が悪化しかねない。

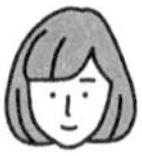

だから、わたしは便秘になったんだ……。

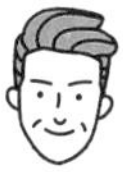

しかも、ごはんを敬遠している人の腸内は、そうでない人の腸内と比べると、「太りやすい状態」になりがちだという報告もあるんです。
腸内に微生物がたくさんいる様子は、まるでお花畑のように見えることから、腸内フローラと呼ばれています。この腸内フローラが、体内に脂肪をため込みやすい状態になっていることがあるんです。
つまり、ごはんを食べない人は「太りやすいカラダ」になっている可能性があるということです。

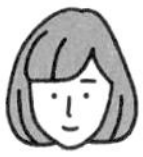

それ、まずいですよね。ごはん、食べなきゃ。

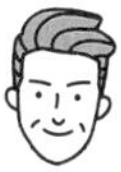

そうですね、食べたほうがいいと思います。
ただ、ごはんもそうなんですが、どんな食材でも、食べすぎはよくありませんよ。
たとえば、わたしたちのカラダは食事からとった脂肪を材料にして細胞膜やホルモンをつくる、つまり、脂肪はカラダにとってなくてはならない栄養素の一つなんです。

しかし、脂肪もとりすぎると腸内フローラが「太りやすい状態」になることがわかっています。

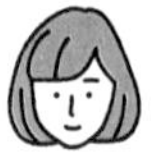

じゃあ、霜ふり牛のステーキやすき焼き、牛丼、好きだけど気をつけよう。

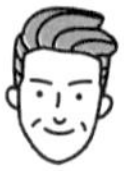

たまには食べてもいいんですよ。

自分で自分に「絶対、食べない」「食べちゃダメだ」と禁止をすると、やがてストレスがたまり、その反動からリバウンドを起こす人もいますので、ゆるゆるでいいんです。

お肉も食べてください。

そのなかで、「一日に一食は〝伝統的な日本食〟」をとるようにするといいですよ。

〝伝統的な日本食〟はいろんな食材がバランスよくとれます。

さらには、お味噌、ぬか漬けなどの漬物、納豆など、腸内フローラを良好な状態に保つ発酵食品もとることができますから。

「何を食べないか」よりも、大切なことは「どう食べるか」

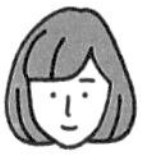

腸内環境をよくするというと、ヨーグルトも食べなきゃいけませんか？

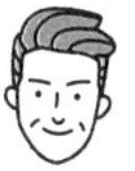

「食べなくてはいけない」というより、好みの問題だと思います。
よく「健康のために何を食べたらいいですか？」と質問されるのですが、わたしの考えでは、「何を食べるか、食べないか」よりも「どう食べるか」のほうがより重要だと思っています。

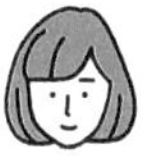

どういうことですか？

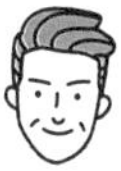

健康のために栄養バランスを考えて、カラダにいいといわれている食品をあれこれとっている人、さらに有機無農薬栽培のものにこだわっている人もいるのですが、それをしていれば健康で若々しくなりますか？　というと、必ずしもそうで

はありません。

なぜなら、「どう食べるか」によって、大きな違いが出てくるからです。

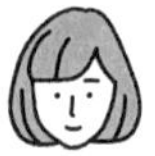

健康食品や健康にいいといわれているものを食べる、カラダに悪いといわれているものは食べない、そう単純じゃないんですね。

食べたものがしっかり消化・分解され腸で吸収されて、全身の細胞に必要な栄養素・成分が届くことが重要なんです。

そのためには〝箸置き〟を使って「よく噛む」ことが必要です。

それから、消化・分解・吸収を行うにあたっての〝準備〟。

たとえば、ウナギ屋さんの近くにくると、ウナギにタレをつけて焼いている、なんともいえないいい香りがして、「おなかがすいたなあ」ってなりますよね。

そうすると、カラダは、だ液や胃液を出して、食べ物が入ってきてもいい状態をつくります。つまり、カラダは「これから消化・分解・吸収するぞー」って、準備ができるんです。

運動も準備体操をしないでやるとケガをしやすいのとを同じで、食事も準備ができていないところに入ってきても、消化・分解・吸収がうまくできないのです。

スマホの見すぎで自律神経のバランスが乱れる

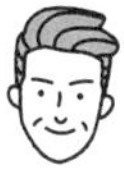

ところが、この社会はせわしなくて、ほとんどの人は準備しないで食べている。スマホを見ていて、食事が出てきたらやっと少し視線を食事に向ける。それでも再びスマホに視線を戻して、スマホを見たまま、目の前の食事に何が入っているかもよく見ないまま食べ始める。

もしくは、「おいしそう」と味わうよりも、写真を撮って、きれいに撮れたかどうかに興味をもった状態で料理を胃に流し込む。

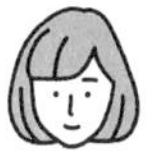

あっ、わたしもそうです。スマホいじりながら食べてます。

スマホを見ながら食べる、それの何が問題かというと、「噛む」ことがおろそかになりやすい、ということが一つ。

それと同じくらい問題なのが、カラダが食べたものを消化・分解・吸収する態勢がとれないということです。

本来、消化・分解・吸収のときは自律神経のうち副交感神経が優位に働くようになっています。

副交感神経というのは、リラックスしているときに働くのですが、食事時もスマホを見ているようなことを続けていると、わたしたちのカラダは興奮状態、交感神経が優位になる。

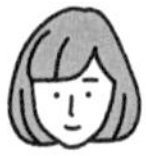

ということは、交感神経優位な状態で、食べ物を口に入れても……。

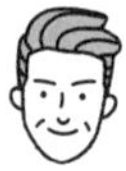

消化・分解・吸収できる状態ではない、そういうことです。だから「どう食べるか」がすごく大事なんですね。

腸内細菌や胃腸に対して〝ブラック企業〟並みのことをしている!!

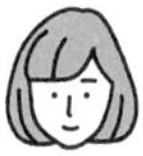

食べ方に関して、一つ、先生にお聞きしたいことがあるのですが。
仕事が終わって、家に着くのが九時頃になってしまうんですね。
そこから食事をとるのですが、お昼を食べてから結構、時間が経っているのでおなかがすいちゃって、どうしても一気に食べちゃうんです。

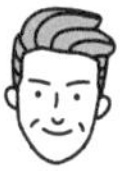

そういう一気食いはしたくない、でも、やめられない、ということですよね。
実は、先日、わたしの講座を受けた人から同じ質問をされました。
仕事で夜遅くなって、おなかがぺこぺこの状態で一気にごはんを流し込んでしまうと。
みなさん、似たような悩みをもっているんじゃないでしょうか。

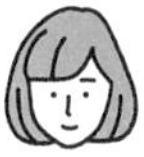

やっぱり一気食いはダメですよね……。

まず、夜遅くに食事をとることの何がいけないのかというと、人間のカラダは、朝、太陽がのぼると同時に、カラダは「これから活動するぞー」ということで、体温や血圧が上がり、各臓器の働きが活発になっていきます。

そして、日が沈み、夜になると、体温・血圧も下がり、日中働いてきた胃腸や肝臓などの臓器は休息に入る。

つまり、夜遅い時間に食事をとる、ということは、「これから休もう」としている胃腸に「働け!!」と言っているのと同じです。

口に食べ物を入れると、胃はそこから四、五時間働いて、腸も吸収するために働く。

それだけではないんですよ、腸が吸収した糖は形を変えて、肝臓に蓄えられる。ということは肝臓も働かなきゃならない。

みんな、休みたいのに、休めないのです。

これって、ブラック企業ですよね。

肝臓さん、胃さん、大腸さん、自分のカラダを構成する細胞さんたちに、「二四時間、働きなさい」と言ってるのと同じなんですよ。

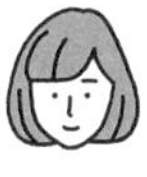

やはり、遅い時間には食べないほうがいいんですね。
でも、おなかがすいちゃって、食べずにはいられないんですよね。

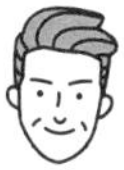

おなかがすいているんだから、しょうがないですよ。

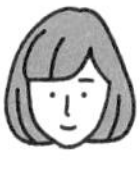

おなかがすいているから……。
あぁ、そうか！
おなかをすかせなければいいんだ。

すばらしい発見ですね。
そうです、おなかがすいていなかったら、食べたいと思わない。
そのためには、どうしたらいいでしょう。

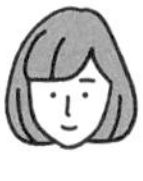

一八時ぐらいに休憩をとって、お弁当を食べるとかしてみます。
〝箸置き〟も使って、よく噛んで、味わって。

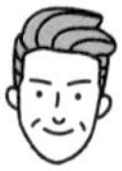

それ、いいですね。
ちょっとやってみてください。
やってみて、体重が増えてしまったら、そのとき、改善策を考えましょう。

箸置きダイエット開始前
腹囲（へそ回り）／九一センチ　体脂肪率／三〇％
箸置きダイエット開始一か月後
腹囲／八九センチ　　　体脂肪率／二九％

DR・金城の実践アドバイス②

「〇〇回噛む」より、「ひと口ずつ味わって食べる」

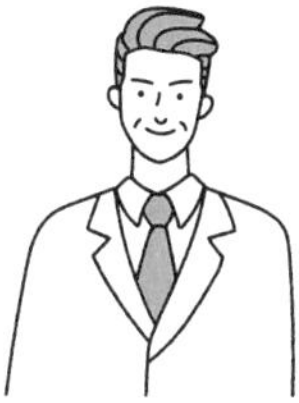

わたしが提唱する「箸置きダイエット」では「噛む回数」や「食べる時間」など細かな規定を設けていません。それは、第三者から「こうしなさい」「ああしなさい」「あれやっちゃダメ」と命令・禁止されて意欲満々になるような人が、わたしが知っている限り、ほとんどいないからです。たとえ、第三者の指示に従ってトライできたとしても“習慣になる”前にやめてしまう人が大半なのです。

“目標”についての考え方

とはいえ、ただ漠然と“箸置き”を食卓に並べて、口に入ったものをよく噛んでいても、どうも、いま一つ、気分がのらないという人も少なくないでしょう。

そういう人は、「味わいながら噛もう」とか、「食事時間を五分長くなるようにしてみよう」とか、自分のなかである程度の目安を数字で意識しておくのもいいと思います。

ただし、その目安をクリアできなかったときに、「なんで自分は意思が弱いんだ」などと自分を責めたりしないことが大切です。残念ながら、自分を責めても問題解決に結びつくことはあまりありません。

「自分の意思のせいじゃない」としたら、できない理由は何か？

それより、自分自身に「だって、ひと口三〇回噛むって難しいんだもん」とか、「職場で食事をとっていると気ぜわしくて、よく噛んで食べていられないよ」とか、〝言い訳〟――よく噛む食べ方ができない理由を自分のせいにせず、自分の外に見つけること――をしましょう。

そして「どうしたら自分はできるようになるだろう」と考えてみてください。

「三〇回噛む」のが難しいのなら、「味わいながら噛んでみよう」というように意識するポイントを変えてみる。

職場で食事をとっていると仕事が気になるというのであれば、どこか、違う場所で食べることはできないか、考え直してみるのもいい。

〝マイ箸置き〟を携帯することがたいへんなら割りばしの袋を〝箸置き〟にしたり、代用ができるものがないか探してみる。すると意外といろいろ見つかって楽しいものです。

いずれにせよ、できない理由を自分の外に探す〝言い訳〟をするよう心がけてみてください。

〝言い訳〟がうまくなればなるほど解決の糸口をつかみやすくなってきます。同時に、どうしたら食事をもっと楽しめるかに意識を向けてください。

口に入れる前に、香りを味わってみたり、彩りを観察してみたり。「これはどんな味だろう？　どんな食材をどう調理しているんだろう？」と想像して、実際口に入れたときの違いを楽しむこともできます。

楽しむことが大切で、人間、楽しいことなら続くものですよ。

“言い訳”から発見した「よく噛む」ための工夫

- ☑ 口にいっぱいほおばって食べていることに気づき、ひと口の量を減らした
- ☑ 丸かじりをやめ、箸などで小さく切り分けてから食べる
- ☑ 大きいスプーンを使って食べていたが、小さいスプーンで食べるようにしてみた
- ☑ 自分が好んで食べているものが「やわらかい食べ物」が多かったことに気づき、噛み応えのある根菜を食べるよう意識してみた
- ☑ ごはんは白米だけだったが、もち麦や玄米などを混ぜて炊いたごはんをいただくようにした
- ☑ 調理の際は、食材を気持ち大きめに切ったり、野菜は繊維に沿って切るようにした

コラム 7

日本人はごはんを食べても太りにくい!!

ごはんを噛んでいると、かすかに甘味を感じますね。だ液に含まれる酵素「アミラーゼ」には、ごはんに含まれるでんぷんを分解して糖分に変える働きがあります。そのため、ごはんをよく噛むと甘味を感じるのです。

ごはんのでんぷんを分解する酵素をつくりだしているのが「アミラーゼ遺伝子」です。長い間、でんぷんを多く含むごはんを主食として生きてきた日本人は、でんぷんをあまりとらない民族より、たくさんの「アミラーゼ遺伝子」をもつ人が多いのだそう。そして、たくさんの「アミラーゼ遺伝子」をもつ人は、でんぷんをとっても太りにくいことがわかっています。

さらに、ごはんに含まれるでんぷんの一部は、「難消化性レジスタントスターチ」といって、胃や小腸で消化・分解・吸収されず、大腸に運ばれ、ここにすんでいる微生物たちに食べられ発酵して「短鎖脂肪酸」となります。

この短鎖脂肪酸は腸内を酸性にして大腸で悪玉菌が悪さをしないようにしたり、脂肪の蓄積を防いで太りにくい体質をつくったり、腸の細胞の新陳代謝にも役立つと考えられています。

「ごはんを食べると太る」というイメージをもつ方が少なくないのですが、意外や意外、ごはんはダイエットに役立つ食材なんですね。とくに、熱々ごはんより、おむすびやお寿司、お弁当の冷ごはん（常温でＯＫ）がおすすめ。

ただし、食べすぎるとやはり、カラダに脂肪がたまります。何ごとも、ほどほどが肝心です。

言い訳 3

〝箸置き〟どころか、食卓で食べることすら面倒

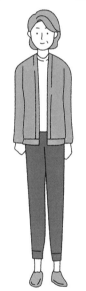

Cさん（50代・女性）

一人暮らしの自宅で長年リモートワークを行ってきた。
食事量は増えていないのに太ってきたため、
「箸置きダイエット」を開始するも挫折。
今回は「その後の経過」を報告したいとのことでやってきた。

長年のリモートワーク、食卓で食事をしたことがない

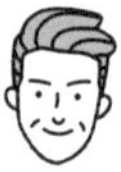

Cさんは「箸置きダイエット」を始めて三か月ぐらい経ちますが、どうですか？

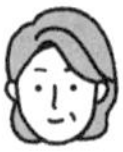

五〇代になったとたん、腹囲が九〇センチを超えてしまいました。
以前と比べて飲み会にも行かなくなりましたし、野菜を意識的にとるようにしていたのですが、腹囲が大きくなっていて、お気に入りの洋服が着られなくなってしまったんです。
ものすごくショックだったんですが、それが「箸置きダイエット」にトライしてみよう、というモチベーションにつながりました。
開始から三か月経った現在は腹囲が八八センチ、体脂肪率は二八％になりました。

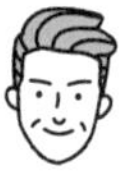

開始前の腹囲は九一センチ、体脂肪率は三一％でしたね。
順調にいっているようですね。

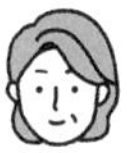

いや、先生、実はわたし一度、失敗しているんです。
最初の一週間は〝箸置き〟を使ってよく噛み、一日一食は〝伝統的な日本食〟ができたんですが、その後、仕事の締め切り前のバタバタした日々が続き、元に戻ってしまいました。
これは本当に〝言い訳〟なのですが、わたしは一人住まいの自宅でフリーランスの仕事をしてきて、「リモートワーク」という言葉が生まれる前からリモートでした。朝以外、食事は仕事をしながらデスクでとる、という習慣が何十年と続いていたんです。だから、すぐ元の習慣に戻ってしまって。

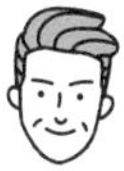

そこから切り替わった、きっかけはなんだったんですか？

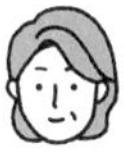

知人の家に晩ごはんによばれたんですが、そのときの食事がとても心地よかったんです。

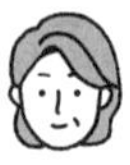

自分のココロがときめく〝箸置き〟が「自己肯定感を高めるスイッチ」をオンにしてくれた

ごはんとけんちん汁と網で焼いたお魚、漬物というシンプルな食事だったのですが、知人がステキな〝箸置き〟がいっぱい入ったカゴを持ってきて

「あなたのココロがときめく〝箸置き〟を選んで使っていいよ」

と言われて、わたしは自分がときめく〝箸置き〟を選び、それを食卓に並べたんです。

すると、シンプルだった食卓が、ちょっといい食事に見えたりして（笑）。

そうすると、面白いことに、自然と、ごはんをゆっくり味わって食べて、けんちん汁に入っている具材一つひとつも、味を確かめるように。

そういう食べ方が「心地いいなぁ」と感じました。

そして、「自分を大切にしているなぁ、わたし」と思ったら、とてもうれしくなって。

「そうだ、自分をもっと大切にしよう!!　自分のための、自分のココロがときめく

〝箸置き〟を使おう」と思って、ちょっとお高い〝箸置き〟を買いにいったんです。

そうしたら、その箸置きを使いたくって、食事をするときはパソコンから離れて、食卓でセッティングをして食事をとるように、自然となってきました。

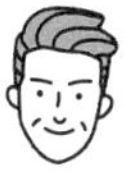

食事を食事としてとるようになったんですね。

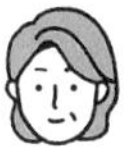

はい。以前は、毎日、総菜パンや菓子パンをかじりながらパソコンでカチャカチャしていたのですが、「そればっかりじゃダメだな」と考え、コンビニですが、先生がおっしゃる〝伝統的な日本食〟のイメージに合うようなものを買ってきて食べるようになってきました。
そして、ひと口食べ物を口に入れたら、その都度〝箸置き〟に箸を置き「よく噛む」ことも無理なくできるようになってきて、ある日、気がついたんです。
「あれ？　いつもの、お味噌汁だけど、しょっぱい」って。

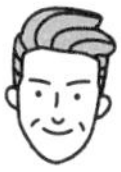

よく噛むと、食材本来の味がわかってくるからなんですよ。それまではエサをと

るかのように食べ物をただ口に入れていたのが、食事をとるということに変わってきたんですね。

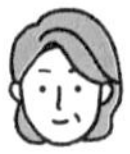

そういうわけで、しょっぱく感じたんですね。
わたし、しょっぱいから、「これからはもう少し、薄味にしよう」って。
自分を大切にするほうへ、大切にするほうへ、変わっていったんです。
そしたら、筋肉量を減らさずに体脂肪率、腹囲が減ってきたんです。

〝箸置き〟をすると、おなかより先に脳が「もう、いっぱいだ、満足した」と感じる

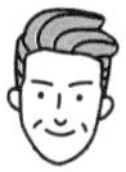

自分の家の食器棚に〝箸置き〟をしまったままの人は、その〝箸置き〟を出して使ってくれたらいいし、百均の〝箸置き〟でもいいんです。
食事のときに〝箸置き〟を食卓に置いて、ひと口食べるたびに箸を置いて噛んで

いると、今まで食べていた量と比べて少ない量で満腹感がきたでしょ。

はい、すごく満足感をもって食事を終えることができるようになりました。

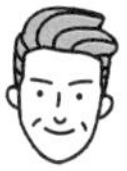

今までは、よく噛まずに一気食いをしていたから、脳が「もういっぱいだ」と感じたときはすでに胃が一二〇％になっている感じだったと思います。たとえで言えばですね。

それが、箸置きをしてよく噛むようになると、おなかがいっぱいになる前に脳が「もういいよ」と満足するから、腹八分目で「ごちそうさま」ができるんです。

そして、よく噛んでいると食材の味もちゃんとわかってきて、「この料理、食材は何が入っているの？」「調味料は、何が入っているの？」などと考える〝ゆとり〟も出てくるし、命に感謝もできる。

食事というのは、豚肉でも野菜でも、もともとは生きていたもので、それを調理して食卓に並んでいるのだから、命をいただくこと、とわたしは考えているんですね。

そういうふうに考えると、食材をよく噛み味わいながら、感謝の念がわいてくる。

豊かな食生活って、こういうものではないでしょうか。

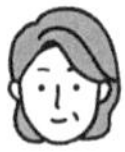

そうですね。気持ちもすごく安定して、コンビニのお弁当でもすごく豪華な食事をしているような気持ちになれました。

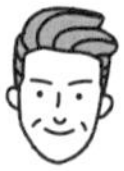

仕事や家事で忙しくて箸置きするのを忘れちゃうこともあるでしょう。
でも、そういうことがあってもいいんです。
すべて完ぺきにやろうとしなくていいんです。
自分ができるところから始めてみてほしいんですね。
そうすると、食べ方を含め、自分のあり方を見直すことができると思うのです。

「よく噛む」効果は、歯周病予防、認知症予防にも

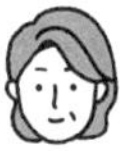

あと、先日テレビで「よく噛むことはだ液がたくさん出るので歯周病の予防にな

る。よく噛むと脳を刺激をするので認知症予防になる」と言ってましたが、本当ですか？

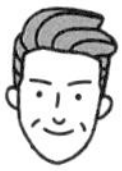

本当です。まず、噛んでだ液が出るとＩｇＡという免疫グロブリンやラクトフェリンという抗菌ペプチドやリゾナームという抗菌効果のある酵素が出てくるので歯周病の原因となる菌の繁殖を防ぎます。

また、噛むという行為はかなりいろいろな筋肉を使い口腔内の感覚を研ぎ澄ましながら食べることになります。

見て、におって、触れる感覚つまり視覚、嗅覚、触覚も刺激され、脳の前頭前野という大脳皮質が活性化するんです。

また、海馬という記憶の司令部も活性化されるので、噛むことが認知症予防にいいことがわかってきました。

噛むっていう当たり前のことが、人間のいろいろな機能を活性化して、元気に年をとれるって、面白いですよね。

腸活にも「箸置きダイエット」

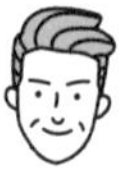

ところで、Cさんは、何のために食べていると思いますか？

今までは、おなかを満たすためと思っていましたけど、最近では、自分のカラダをつくるものを自分のなかに取り入れるためと、自分を大切にするため、ですかね。

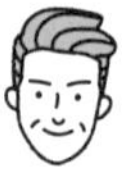

自分を大切にするっていうことは、自分のカラダをつくっている六〇兆個の細胞さんたちのことを大切にするということです。一気食いをしていたら、食べたものをちゃんと消化・分解・吸収ができなくて、細胞に必要な栄養・成分が届きませんからね。

カラダの六〇兆個の細胞にも十分な栄養が届かないってことは、細胞はいつもおなかがすいている、結局食べたくてしかたなくなるっていうことですね。

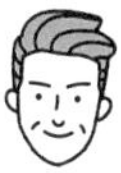

カラダの六〇兆個の細胞にも十分な栄養が届かなければ、細胞は〝飢餓状態〟におちいっているということ。

それを防ぐためと、もう一つ大切なことがあるんです。

わたしたちの腸内には一〇〇兆個の微生物、いわゆる腸内細菌がすんでいます。

この腸内細菌がわれわれの健康を支えていて、この方たちに〝食事〟（食物繊維やオリゴ糖など）を届けることが、わたしたちが食事をしている大きな意味の一つだろうとわたしは思っているんです。

腸内細菌に〝食事〟を十分届けないと、腸内で腐敗が起こってカラダにさまざまな不調が起きてきます。

もちろん、カラダの六〇兆個の細胞が〝飢餓状態〟であることによる不調も起きてきます。

われわれは腸内細菌と共存共生していますから、「腸内細菌さんたちと〝いい関係〟をもたない限り健康はない」と言っても過言ではないんですね。

その観点からいうと〝箸置き〟という小さな小物を置く、それがきっかけで、腸内細菌にも、カラダの六〇兆個の細胞にも必要なものを届けることができ、肥満改善、脂肪が燃えやすい、太りにくいカラダになる。この「箸置きダイエット」は、多くの方におすすめしたいダイエット法です。

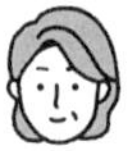

はい、そう思います。

わたしも、「箸置きダイエット」をこれからも楽しく続けていきたいです。

箸置きダイエット開始前

腹囲（へそ回り）／九一センチ　体脂肪率／三一％

箸置きダイエット開始三か月後

腹囲／八八センチ　体脂肪率／二八％

DR.金城の実践アドバイス③

「箸置きダイエット」でマインドフルな食べ方を身につける

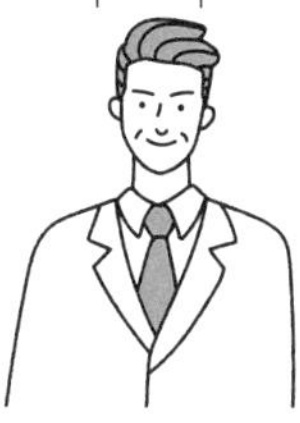

「食」という文字を分解すると「人」と「良」。

そう、「食」とは本来、人を良くするもの、そして、人生を味わい深くかつ豊かにしてくれるものだと、わたしは考えています。

物があふれて便利な世の中になって、この「食」の役割を、多くの人々が見失っているように思えてなりません。

それを取り返すには、みなさんの五感を働かせることが有効な手立ての一つです。

五感を働かせて、ココロ満たされる食事を!!

左の方法であらゆる感覚を味わいながら食事を楽しんでみましょう。

①「おなかがすいた」と感じたときが食事の時間!!
（おなかがすいていないのなら、無理をして食べる必要はない）
②食卓に〝箸置き〟を置く
③食卓に並べられた料理をながめ、目で楽しむ
④料理・食材の香りをかぎ、楽しむ
⑤ひと口ずつ、よく噛んで食べながら、味わう
⑥おなかがいっぱいと感じたら、もったいないけれど残す

ガツガツ食べる、一気食いをする、ゆっくり味わうことなく流し込むように食べる。そんな食べ方をしていた頃の自分では味わえなかった「真に満たされた食事」を味わえるとともに、消化・分解・吸収がよくなり、腸活にもなります。

郵便はがき

おそれいりますが
63円切手を
お貼りください。

1028641

東京都千代田区平河町2-16-1
平河町森タワー13階

プレジデント社
書籍編集部 行

フリガナ		生年（西暦） 年	
氏　　名		男・女	歳
住　　所	〒 TEL　（　　）		
メールアドレス			
職業または学校名			

ご記入いただいた個人情報につきましては、アンケート集計、事務連絡や弊社サービスに関するお知らせに利用させていただきます。法令に基づく場合を除き、ご本人の同意を得ることなく他に利用または提供することはありません。個人情報の開示・訂正・削除等についてはお客様相談窓口までお問い合わせください。以上にご同意の上、ご送付ください。
<お客様相談窓口>経営企画本部 TEL03-3237-3731
株式会社プレジデント社　個人情報保護管理者　経営企画本部長

この度はご購読ありがとうございます。アンケートにご協力ください。

本のタイトル

●ご購入のきっかけは何ですか?(○をお付けください。複数回答可)

1 タイトル　2 著者　3 内容・テーマ　4 帯のコピー
5 デザイン　6 人の勧め　7 インターネット
8 新聞・雑誌の広告(紙・誌名　)
9 新聞・雑誌の書評や記事(紙・誌名　)
10 その他(　)

●本書を購入した書店をお教えください。

書店名/　(所在地　)

●本書のご感想やご意見をお聞かせください。

●最近面白かった本、あるいは座右の一冊があればお教えください。

●今後お読みになりたいテーマや著者など、自由にお書きください。

どうもありがとうございました。

とはいえ、毎日、朝昼晩と、この方法を実践しようと思うと、長続きしません。

自分で自分にプレッシャーをかける必要はありません。

まずは、週末など、ゆったりと食事ができる機会をとらえて、試してみてください。

「箸置きダイエット」を始めたことにより、「よく噛む食べ方」が身につくと、「今まで自分はおいしいものを食べていたと思っていたけれど、実は全然、味がわかっていなかったことに気づきました」という人がいます。

「自分はグルメだと自負していたけれど、違っていました」という人もいます。

「食材本来の味を楽しめるようになってくると、自然と食べ物への感謝がわいてきました」「料理をつくってくれた人への感謝がわいてきました」という人もいます。

こうした気づきが、食生活の豊かさ、ココロの豊かさを育んでくれる。

そこが「箸置きダイエット」の最大の魅力です。

コラム 7

ユネスコ無形文化遺産の〝日本食〟

日本の伝統的食文化「和食」がユネスコの無形文化遺産だということをご存じでしょうか。それ以前に、「世界遺産」は知っているけれど、「無形文化遺産」って何?――という人のほうが、むしろ多いのかもしれません。

「世界遺産」が遺跡や景観など〝形あるもの〟であるのに対し、「無形文化遺産」は、その国や地域に古くから伝わる慣習や行事、芸能、口承で伝えられてきた表現など、後世に伝え残したい〝形のない文化遺産〟のこと。

四季折々の豊かな自然が育んだ多様な素材をバランスよく用い、かつ旬の素材を活かす調理技法、肥満やメタボ・生活習慣病の予防に役立つことなどが特徴とされている和食は、「自然を尊ぶ」という日本人の精神を表現する〝食の習わし〟として二〇一三年に「無形文化遺産」に登録されました。

自然とともに生きる日本人の精神性を育んできた文化的財産「和食」。その奥深さを日々、存分に味わいつつ、次世代に伝え残していきたいものですね。

日本食のイメージ

主食…ごはん（米飯、玄米など精製されていないもの、雑穀）
汁もの…具だくさんのお味噌汁（豆腐、わかめなどの海藻類、野菜・きのこ類など）
メインのおかず…魚料理、または卵、豆腐など大豆製品を調理したおかず
小さいおかず…おひたし、酢の物などの小鉢、ぬか漬けなどの漬物、海苔、納豆
箸置き…なにはなくとも、これがないと！

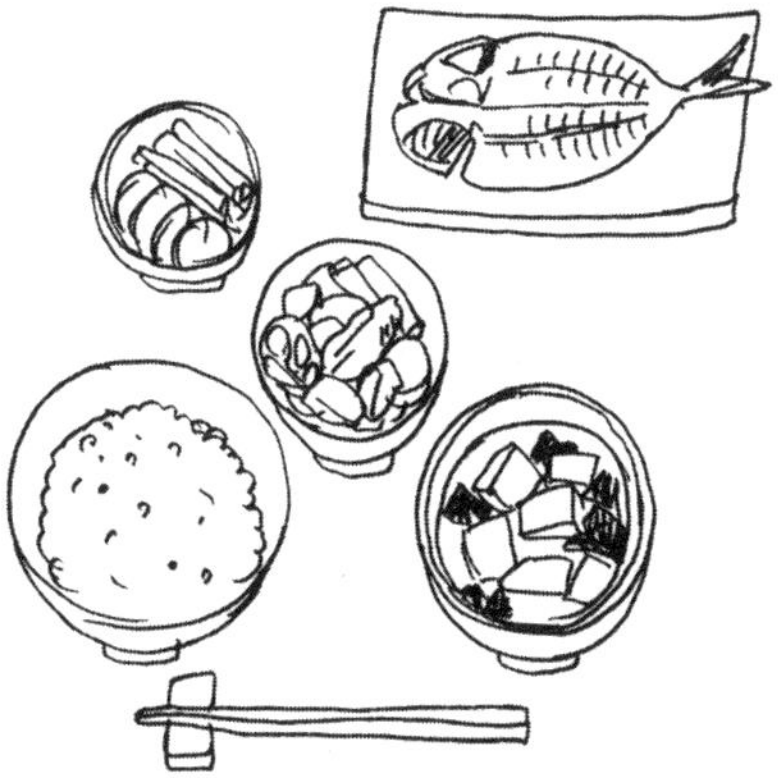

Part 1のまとめ

1 うまくいかなかった言い訳は、大歓迎

2 言い訳は、自分で気づくチャンス

3 言い訳すると、スッキリする

4 自宅のキッチンで、箸置きを探す

5 自分の食事を、3分振り返る

6 おなかがすいてから、食事をする

7 おなかがいっぱいなら、もったいないけれど残す

8 胃の声、腸の声を聞いてみる

9 伝統的な日本食を、意識してみる

10 「いただきます」と声に出して、感謝する

11 「味わう」「楽しむ」と、ココロが豊かになる

Part 2

カラダの〝声〟を聞きながら ワクワク実践「箸置きダイエット」

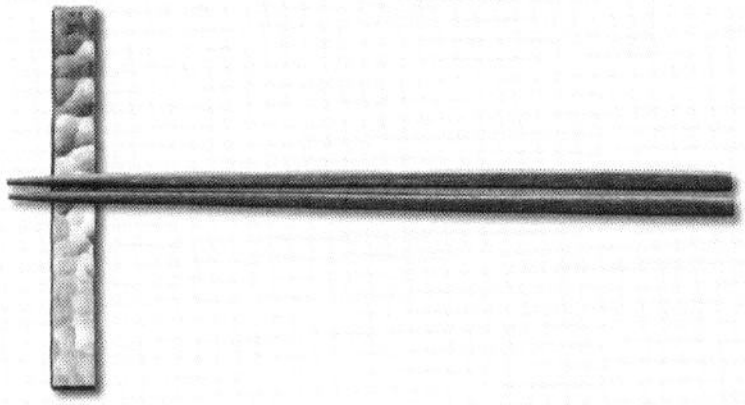

ダイエットは、成果が見えるからこそ続くもの。
そこで、「箸置きダイエット」を始める方には
定期チェックをおすすめしています。
定期チェックをすることによって
効果が出ていることがわかれば、
ますます「箸置きダイエット」が楽しくなります。
効果が出ないときは、
「やり方に、改善すべきところがある」というサイン。
サインを読み取って改善すれば、
必ずカラダは応えてくれます。
その意味で、効果が出ないことも
楽しみの一つといえるかもしれません。
「箸置きダイエット」のチェックポイントをお伝えします。

チェック1

あなたの便はキレイですか?

下記の項目のなかで該当するものに☑をつけましょう。

☑ 1 便に食べたものが混じっていない

☑ 2 バナナ状の便（かたくなく、やわらかすぎない）

☑ 3 量はバナナ1〜2本程度

☑ 4 便臭はあるものの、きつい悪臭ではない

☑ 5 スルリと出て、出たあとにスッキリした感じがする

キレイな便がマル

「箸置きダイエット」を開始すると、自分のカラダが「なんとなくいい感じ」というような状態に変わってきます。

さまざまな〝いい変化〟が起きてきますが、早い段階で感じられるのが「便がキレイになった」という変化。

ちなみに〝キレイな便〟とは、自分が食べたもののカケラが混ざっていない、色は茶黄色、バナナのような形状で、やわらかすぎず、かたすぎず、スルッと出る便のこと。

もし、食べたもののカケラが混じることがあるのだとしたら、ちゃんと消化・分解・吸収されていない証拠です。

ちゃんと噛めているかのバロメーター

ひと口食べ物を口に入れてよく噛んでいると、食べ物はコナゴナになり、だ液と混ぜ合わされてトロトロになります。

そして、胃へ運ばれると胃液と混ぜ合わされ、おかゆのようにさらにドロドロの状態になって、十二指腸、小腸へと移動し、ここで、ほとんどの栄養素・成分が吸収されます。その後、残ったものが大腸に運ばれ、腸内細菌によって発酵・分解されて、小腸で吸収されなかった栄養素の一部と水分が吸収され、残ったものが便となって体の外に出てくるのです。

ところが、よく噛まず、胃のなかに流し込むような食べ方をしていると、胃や腸でしっかり消化・分解されず、「食べたもののカケラが混ざった便」が出てしまいます。

くさいにおいがする場合

便は本来、それほどくさくありません。

便のにおいは、食べ物と深く関係しています。ニンニクなどにおいのきつい食べ物を食べたあとには、便にもその特有のにおいがすることがあります。

そうではなく、もし、毎日の便が悪臭を放っているとしたら、腸内フローラのバランスが乱れ、悪玉菌が悪さ（腸内で腐敗が発生）をしたことによって、くさいガスが発生した可能性が大です。

それだけでなく、野菜や海藻類などの食物繊維が不足し肉や脂肪のとりすぎが続くと、腸内フローラが乱れます。

腸内フローラを整えるには、一日一食は〝伝統的な日本食〟で腸内細菌が喜ぶ食物繊維をとること、そして、よく噛んで食べるよう心がけたいものです。

便がスルリと出て「スッキリ」するなら花マル

一日一食は〝伝統的な日本食〟をとり、よく噛んで消化・分解がちゃんとできていると、腸内フローラは良好な状態が保たれます。

このときに出る便は、形はバナナ状、量はバナナ一〜二本ぐらい。

そのような便がほぼ毎日スルリと出て「スッキリした」と感じる。

これが本来の正常な便通です。

ところが、下痢便・やわらかすぎる便、逆に便がかたくコロコロしている、あるいは便秘（毎日お通じはあるものの、排便後もおなかに便が残っているような感じがする場合も便秘とみなされる）がある場合は、腸内フローラが良好な状態にあるとはいえません。

よく噛めているか、食物繊維（野菜や海藻類、豆類など）や発酵食品をしっかりとれているか、肉や脂肪をとりすぎていないかどうか点検してください。

そして、今ご自分ができる改善策はないか探してみましょう。

最近では、「ウンログ」という毎日の便を観察し、記録するアプリもあります。そういったものを活用してみるのもいいかもしれません。

便のチェック

形状	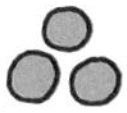 コロコロ	 かちかち	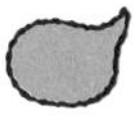 ぷりぷり	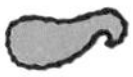 ほそほそ
	 ふわふわ	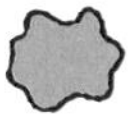 ドロドロ	 びちびち	
色	白	うすい黄色	ゴールド	茶色
	灰色	黒	赤	緑
量	1日で バナナ半分	1日で バナナ1本	1日で バナナ2本以上	
におい	少しくさい	かなりくさい	ひどくくさい	
スッキリ感	スッキリ	多少残ってる感じ	おなかが張っている	

参照：ウンログ

コラム 7

「便は食べ物のかす」と思っていませんか？

人の便はおおよそ二〇〇グラム（バナナ一〜二本分）。そのうち水分が六〇％程度と半分以上が水分です。この水が少ないとコロコロ便、多いと水様便になります。

では、水分以外の四〇％の固形分は何か？

おそらく「食事の残りもの」と思っている方が多いのではないでしょうか。

実は食物残渣は五〜一〇％程度と少なく、一番多いのは腸の粘膜上皮細胞の剥がれ落ちたもので、それが約二〇％。次に多いのは腸内細菌の死骸で一〇〜一五％。なんと食物残渣以外が三〇％以上なのです。

剥がれ落ちた粘膜上皮細胞は皮膚の垢のようなもので腸粘膜の新陳代謝が盛んだと多くなります。食物繊維を腸内細菌が発酵・分解してつくりだす短鎖脂肪酸、とくに酪酸がこの新陳代謝を活性化しています。

そして、何度も触れたように、食物繊維や発酵食品、それに含まれる乳酸菌やビフィズス菌がいい腸内細菌を増やしてくれ、腸内をいい状態に保ってくれるのです。

つまり、いい便を出そうと思えば腸粘膜の新陳代謝を活性化して、腸内細菌を増やしてくれる食物繊維が必要だということ。

だから、野菜をよく噛んで食べることが大切で、箸置きが「いい便」が出るメカニズムの一つとなるのです。毎朝、いい便が出ると爽快な気分になります。

箸置きをすることがその第一歩だとしたら、こんな簡単なことをしない手はありません。

便の中身

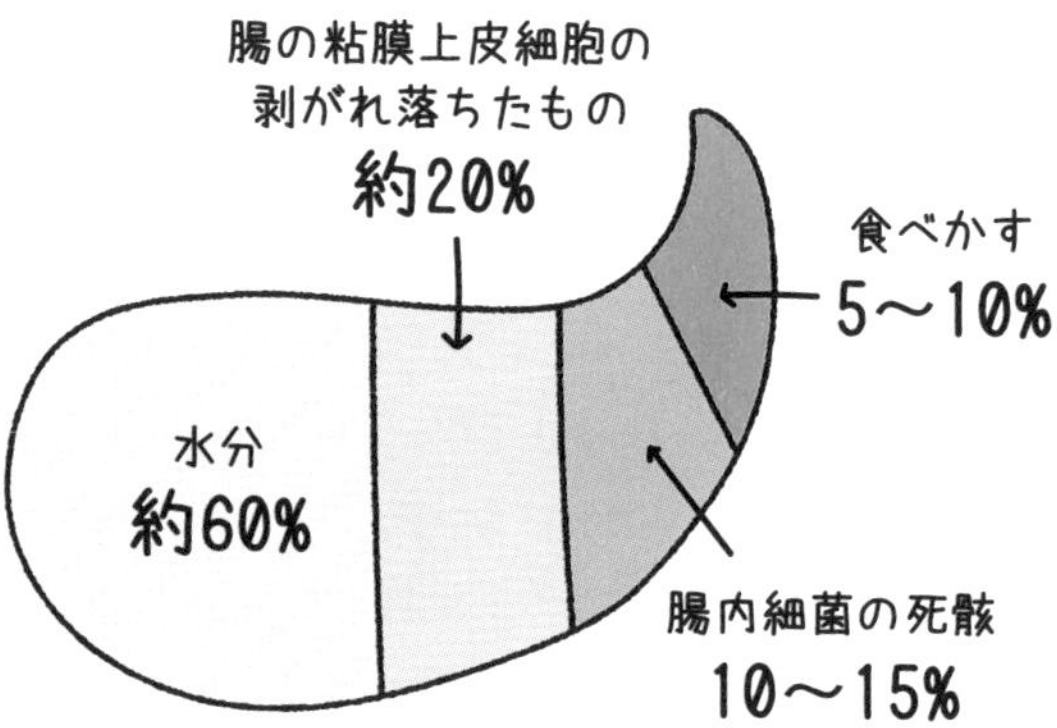

チェック *2*

あなたの体重・体脂肪率・腹囲

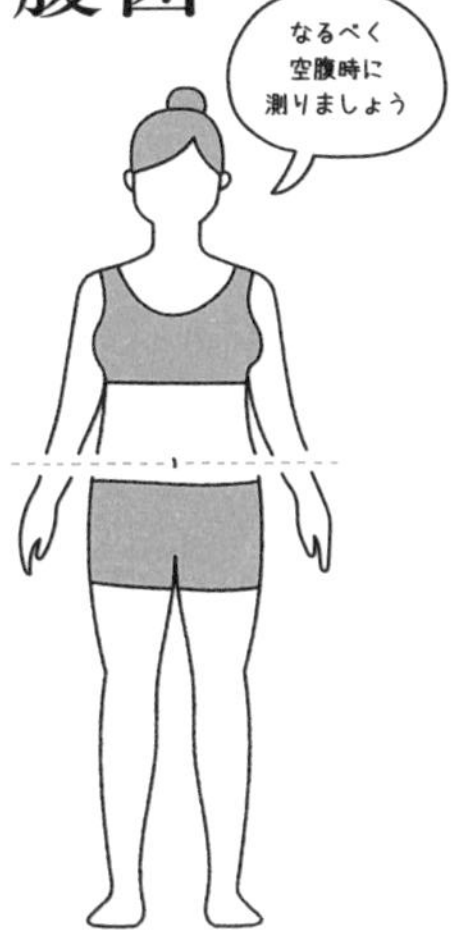

● **腹囲の測り方**

① 立って、両足を肩幅に開く

② 軽く息を吐き出しリラックス

③ メジャーで、
へその周りを測る
※腰のくびれを測らない

週に1回は体重計にのり、
体重できれば体脂肪率や骨格筋率も
チェックしてください。
また、腹囲(へそ回り)も週に一度は
測るとよいのですが、
これはハードルが高いという方は、
スカートやパンツ、スラックスのウエストの
きつさ・ゆるさでチェックしてください。

肥満の基準、知っていますか？

肥満とは、脂肪が過剰にたまった状態のことをいいます。

肥満を判定する〝ものさし〟はいろいろありますが、そのなかの一つ、体格指数ＢＭＩ（Ｂｏｄｙ　Ｍａｓｓ　Ｉｎｄｅｘ）は世界中で用いられている〝ものさし〟です。

下記に示した計算式で求めたＢＭＩ値が二五以上の場合「肥満」とみなされます。

ただし、体重と身長から割り出されるＢＭＩ値は、体脂肪の量を反映しているわけではありません。

体脂肪とは、内臓脂肪や皮下脂肪など、カラダにあるすべての脂肪のことです。

この、体脂肪が多ければ、カラダ全体に脂肪がつき

BMIの計算式

体重（kg）÷（身長（m）×身長（m））

【例】　体重50kg、身長150cmの場合は
「50÷1.5の2乗（2.25）」で計算。
BMIは22となる。

すぎているということになります。

できれば、この体脂肪率もチェックするとよいでしょう。

体脂肪率とは、カラダに占める体脂肪の割合のこと。

一般に健康的とされる体脂肪率の目安は左記の通りです。

・男性一〇〜一九％

・女性二〇〜二九％

これ以上、増えた場合は肥満が心配です。

腹囲でわかるメタボの危険度

体脂肪のなかでも、おなかのなかにある内臓の周辺にたまる内臓脂肪は、たまりすぎると、メタボや糖尿病、高血圧などの生活習慣病を招きます。

腹囲が男性で八五センチ以上、女性で九〇センチ以上の場合、「内臓脂肪が過剰にたまっている」（内臓脂肪面積一〇〇㎠に相当）とみなされます。

この基準値を超えている方は、メタボ・生活習慣病対策のためにも、今日から「箸置きダイエット」など生活改善をはかることをおすすめします。

体重・体脂肪率・腹囲の変化をどう読むか

肥満は、食事でとったエネルギーが、カラダを動かすことによって消費するエネルギーより上回る状態が続いたことによって、体脂肪が過剰にたまった状態です。

「箸置きダイエット」を実践して一気食い・食べすぎが改善され、たまった体脂肪が燃えだすと、体重・体脂肪・腹囲が減る、つまり、うまくいっている、ということです。

逆の場合は、食べすぎを防ぐために、Ｐａｒｔ１を参考にして、〝言い訳〟をしながら、今の自分にできそうなことを見つけ、実践してみてください。

コラム

「体組成計」、正しい使い方してますか？

7

一回のると、体重だけでなく、体脂肪率や筋肉の量、内臓脂肪の量などをチェックできる「体組成計」。とても便利なようですが、実は正しい使い方をしないと正確に計測することができません。

体組成計は、微弱な電流をカラダに流し、その電気抵抗の様子から体脂肪率や筋肉の量、内臓脂肪の量などを推定するのですが、入浴や食事などにともなう体温やカラダの水分量（以下、体水分）の変化によって電気の通りやすさも変化します。

そのため、体温や体水分の変化が大きくなる以下のタイミングで測定するのは避けたほうがよいとされています。

体水分の変化が大きくなるとき

お酒を飲みすぎたとき／二日酔いになったとき／激しい運動をしたあと／発熱したとき／下痢をしているとき

体温の変化が大きくなるとき

運動したあと／入浴やサウナに入ったあと／食事をしたあと／冷房の効いた部屋で長時間過ごすなどして体温が下がったとき／月経周期による体温の変動（女性の場合）

正確に測定するには、食前または入浴前がおすすめ（食後、入浴後に測定する場合は二時間以上経ってから測るとよい）。また、できるだけ同じ時間帯で測定するようにしましょう。

チェック 3

気になる症状ありませんか？

「箸置きダイエット」開始前の現在、
以下の 22 の項目について
当てはまるものに☑を入れましょう。
また、開始1か月後、3か月後、半年後に、
その項目がどうなっているのか
〝変化〟を見てみましょう。

半年後↓	3か月後↓	1か月後↓	現在↓	
□	□	□	□	飲食後に胃がもたれる
□	□	□	□	胸やけがある
□	□	□	□	貧血がある
□	□	□	□	集中力がない
□	□	□	□	憂うつな気分になることがある
□	□	□	□	不安になることが多い
□	□	□	□	ささいなことが、気になる

□□□□ よく毛髪が抜ける
□□□□ 頭痛もちである
□□□□ 口内炎になりやすい
□□□□ 関節痛がある
□□□□ 手や足がしびれたり、うずく
□□□□ 花粉症またはアレルギー性鼻炎がある
□□□□ アトピー性皮膚炎がある
□□□□ じんましんが出ることがある
□□□□ 肌が乾燥して荒れている
□□□□ ニキビや吹き出物がある
□□□□ 疲れやすく、元気が出ない
□□□□ 生理不順・月経前後の痛みが強い
□□□□ 血圧が高め
□□□□ 血圧が低め
□□□□ 脂質異常（中性脂肪が高値、
悪玉コレステロールが高値、
善玉コレステロールが低値）

多くの不調・慢性症状は「消化・分解・吸収不全」が原因

自動車はガソリンを燃やすことによって生じるエネルギーを利用して走ります。私たちのカラダも、それと同じように、食事から燃料を補給し、それを燃やしてさまざまな活動を行っています。

また、燃料を燃やすときには、酵素の働きや、ビタミン、ミネラルが必要です。これらもまた食事から摂取しなければなりません。

しかし、食べたものがすべて栄養になるかというと、実はそうではありません。たぶん、管理栄養士でも、医者でも、「食べたものはみんな栄養になる」と思っている方が多いのではないでしょうか。

教科書にはそんなことなんて書いてありませんし、医学部でそれを教えてくれる先生も、日本ではまだまだ珍しいのが現状です。

かく言うわたしも、二〇年ほど前に師匠（日本における臨床栄養学の第一人者である佐藤章夫先生）から、

「現代人は食べても、栄養素はほとんど細胞に届いていないよ。ほとんどの栄養素・成分

は、便といっしょに出ちゃうからね」

と教わったときに、つい「えっ、本当ですか！」と言ってしまったぐらいでした（笑）。

しかし実際、カウンセリングなどをしていると、消化・分解・吸収がちゃんとできて、栄養素が細胞にきちんと届いている人は珍しいことに気づき始めたのです。

ほとんどの方は食べ物をただ口のなかに放り込んでいるだけ。

消化・分解・吸収不全に起因する不調および慢性化する症状

腹部膨満／下痢／便秘／においがきつい便／くさいガス／おなかがゴロゴロ鳴る／腹痛とけいれん／逆流性食道炎／口内炎／吐き気／歯槽膿漏／頭痛／片頭痛／抜け毛（脱毛症）／注意力欠如障害（ADD）／自閉症／発育と成長障害／骨密度の低下・骨粗しょう症／貧血／不妊症／うつ病／不安症と過敏症／不眠／疱疹状皮膚炎／じんましん／アレルギー症状／にきび／糖尿病／低血糖／関節炎／関節痛／手足のしびれやうずき／シェーグレン症候群／原因不明の体重減少／疲労／更年期の症状（男女とも）／リウマチ／甲状腺機能障害／生理不順／月経前緊張症候群（PMS）／脂質異常症／高血圧／低血圧

それでは当然のことながら、食べたものはちゃんと消化・分解・吸収されず、わたしたちのカラダを構成する六〇兆個の細胞にも必要な栄養素や成分が届いているとはいえない状況です。栄養素が届かないと細胞は栄養失調、飢餓状態におちいり、カラダではさまざまな不調、慢性症状が現れてきます。

「箸置きダイエット」で、食べたものをしっかりと噛み、その効果できちんと消化・分解され、栄養素が吸収されて細胞に必要なものが届くようになると、不調・慢性症状が改善されてきます。

だから「箸置きダイエット」では、肥満が改善されるだけでなく、細胞に必要な栄養素が届くことで代謝が改善し、若々しく元気で健康なカラダになってくるのです。

Part 2のまとめ

1 トイレでの便チェックを習慣にする

2 ちゃんと噛めているか、便チェックでわかる

3 便の中身を、意識する
腸の粘膜上皮細胞の剥がれ落ちたもの約20%、
腸内細菌の死骸10~15%、食べかす5~10%

4 腸内細菌の元気さを、イメージして感じる

5 箸置きを始めたら、週1回の変化チェック
・体重
・体脂肪
・ウエスト
・気になる症状

6 体調不良の90%は、食べ物の消化・分解・吸収不全が原因

7 噛むことが消化・吸収を正常化する

Part 3

「箸置きダイエット」理論編

なぜ、箸を置くだけでダイエットになるのか

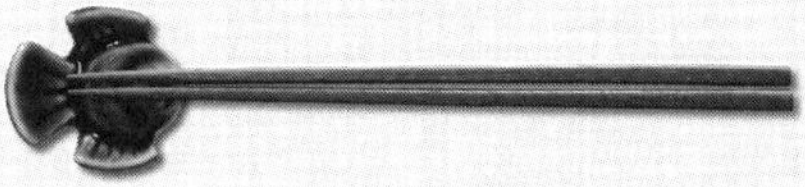

肥満は、摂取するエネルギーが
消費するエネルギーよりも
多いことが原因だと、よくいわれますが、
その根底にある、重大な点を理解していないと、
間違った方向にいってしまいます。

本章では、なぜ箸置きがダイエットになるのか、
その理由についてお話しさせていただきます。

ダイエットには栄養素（ビタミン、ミネラル、タンパク質）が必要

結論から言うと、食事のときにごはんやおかずをしっかり噛むと、代謝がアップして、脂肪が燃えて、やせます。この代謝を上げて脂肪を減らすことが「箸置きダイエット」の基本です。

その大前提にあるのは、きちんと食事をするということ。

「えっ、食事制限をしないと太るのではないですか？」

ちょっと待ってくださいね。〝食事をすると太るのだから食べなければやせる〟と思うかもしれませんが、この〝食べないダイエット〟の問題点については、あとで詳しく説明します。

ここでは、まず食事をよく噛んで食べるとなぜやせるのかについてお話をします。

そもそも、人はなぜ食事をするのか？　二〇年以上メディカルダイエットに取り組んできて、これを理解してもらうのがダイエット成功への近道だとわたしは考えています。

ダイエットに欠かせないものがあります。それは赤い筋肉（赤筋）とエネルギー代謝（脂肪代謝）です。

人間のカラダのなかで脂肪を燃焼する最大の場所が、赤い筋肉、つまり赤筋です。

赤筋は、抗重力筋、インナーマッスルと呼ばれている腹筋、背筋、臀筋、大腰筋、腸腰筋、下肢の筋肉などで、カラダを支えたり、ゆっくりと動くときに使う筋肉です。

その赤筋のなかで脂肪を燃焼しているのが、わたしが「エネルギー産生工場」と呼んでいる、ミトコンドリアという細胞内の小器官。

そして、ミトコンドリアで脂肪を燃焼するときに必要な栄養素が、ビタミンB群、カルシウム、マグネシウム、鉄なのですが、これらは食事から摂取する必要があります。

また、赤筋を増やすためには、食事からタンパク質（アミノ酸）を取り込むことも必要です。

つまり、カラダに蓄積した脂肪を燃焼できる、代謝のいい、若々しいカラダになるためには、赤い筋肉（赤筋）アップとエネルギー代謝（脂肪代謝）アップが必要不可欠で、そのためには食事からビタミン、ミネラル、タンパク質をとらなければならない、ということなのです。

だから、食べ物を消化・分解・吸収して、これらの栄養素をちゃんと体内に取り込むことができないと、筋肉もできないし、代謝も上がらない。脂肪が燃焼しない。つまり、やせない。

「箸置きダイエット」でよく噛んで食べると、栄養素が吸収でき、赤筋が増えて、代謝が上がって、脂肪が燃える。やせやすいカラダをつくることができる。

ダイエットに必要な栄養素をしっかり吸収するために、よく噛んで食べましょう、ということなのです。

食事をすることの本当の意味を知ってますか？

ところで、「そもそも、なぜ食事をするのか？」

この当たり前の質問にあなたはどう答えますか。

「そりゃあ、生きていくためでしょ」

はい、その通りです。

では、食べることと生きることはどうつながっていると思いますか？

「それはぁ……」

だんだん難しくなってきて、答えも怪しくなってしまいますよね。

そもそも、ダイエットの話が聞きたいのに、「栄養」とか「食べること」とか「生きる」とか、「そんな難しい話はいいよ！」と感じる方もいると思いますが、健康的なダイエット成功の秘訣は、ここを理解するかどうかにかかっていると言っても過言ではありません。

ただやせればいいという方は読み飛ばしていただいてもいいですが、「ただやせればいい」「ひとまずダイエットができれば、体調不良やリバウンドが起きてもいい」という方はいない、とわたしは思っています。

「何のためにやせるのか」というと、理由はいろいろとあると思いますが、やはり元気になるため、体調不良を改善するため、血圧や血糖値を下げるため、腰痛や膝痛を改善するため、メタボを改善するため、美しく健康的に見えるようになどなど。最終的には「ダイエットして元気にカッコよくなる」ことで、そうでなければダイエットをする価値はないのではないでしょうか。

「なぜ、食事をするのか？」、ここはとても大切なところなので、もう少しだけわたしの話にお付き合いください。

「食べることは生きるため」、それはその通りです。

これをもう少し掘り下げてみると、わたしが考える「食べる理由」は次の三つです。

（1）エネルギー産生に必要な栄養素（ビタミン・ミネラル）をミトコンドリアに届けるため

（2）腸内細菌が元気でいるための食事（食物繊維、オリゴ糖）を届けるため

（3）タンパク質（アミノ酸）をカラダ中に届けるため

とても重要なことなので、もう少しお付き合いくださいね。

食事をする意味は、ミトコンドリアと腸内細菌

食事をする理由の一番目は、六〇兆個の細胞のなかにいるミトコンドリアという小器官（エネルギー産生工場）に必要な栄養素を届けて、エネルギーを生み出すためです。

ミトコンドリアでエネルギーができないと細胞が不調になり、体調不良が発生します。疲労、物忘れ、動悸、息切れ、肥満、腰痛などなど。この体調不良を放置すれば、いずれ

病気になってしまいます。

六〇兆個の細胞を自分の子どもだと想像してみると、この子たちにきちんと栄養を届けることがいかに大切かわかると思います。栄養がいかなければ、わが子は空腹に苦しんで（いろいろな症状）餓死（機能低下から病気）してしまいます。

だから、元気でいるためには、ミトコンドリアに栄養を届かせることが必要です。

同時に、ミトコンドリアは脂肪と糖を燃焼してエネルギーを産生します。ミトコンドリアが栄養素不足で機能が低下すると、脂肪燃焼効率も低下して脂肪が燃えにくくなってしまうのです。脂肪が燃えにくい、つまりダイエットしにくいカラダになってしまうのです。

大げさではなく、エンジンのない車やバッテリーのないスマホは使いものになりませんよね。同じように栄養不足のミトコンドリアは使いものになりません。

だから、脂肪を燃やす健康的なダイエットには、元気なミトコンドリアが不可欠で、それには、六〇兆個の細胞とそのなかにいるミトコンドリアに、脂肪や糖を燃焼してエネルギーをつくるための栄養素、ビタミンB群、カルシウム、マグネシウム、鉄を届けることが必要不可欠なのです。そのために人間は食事をしている、というわけです。

わたしたちが食事をする二番目の理由は、腸内細菌（とくに善玉菌）が元気に増えて、腸内環境をいい状態に保つため、です。

わたしたちの腸内には腸内細菌が一〇〇兆個（細胞の六〇兆個より多い！）、種類は一〇〇〇種類以上もいるといわれています。

腸内細菌の重要性は、テレビや雑誌の特集でもやっているのでご存じの方も多いと思いますが、小腸や大腸の腸内細菌が元気でいることは、わたしたちにとってどれくらい大切か、考えたことはありますか？　もし仮に腸内細菌がすべていなくなるとどうなるか。

腸内細菌がすべて死んでいなくなると、実はわたしたちも生きていけません。いっしょに死んでしまうのです。それくらい、腸内細菌はわたしたち人間には必要不可欠な存在なのです。

このわたしたちの健康を支えている、もっと言えば命を支えているといってもいい一〇〇兆個の腸内細菌に元気でいてもらうためには、やはり〝食事〟を届けなければなりません。

腸内細菌の食事は何かというと、食物繊維とオリゴ糖など。これを届けてあげないと腸内細菌は食料不足で元気がなくなってしまいます。

細胞のエネルギー代謝の図

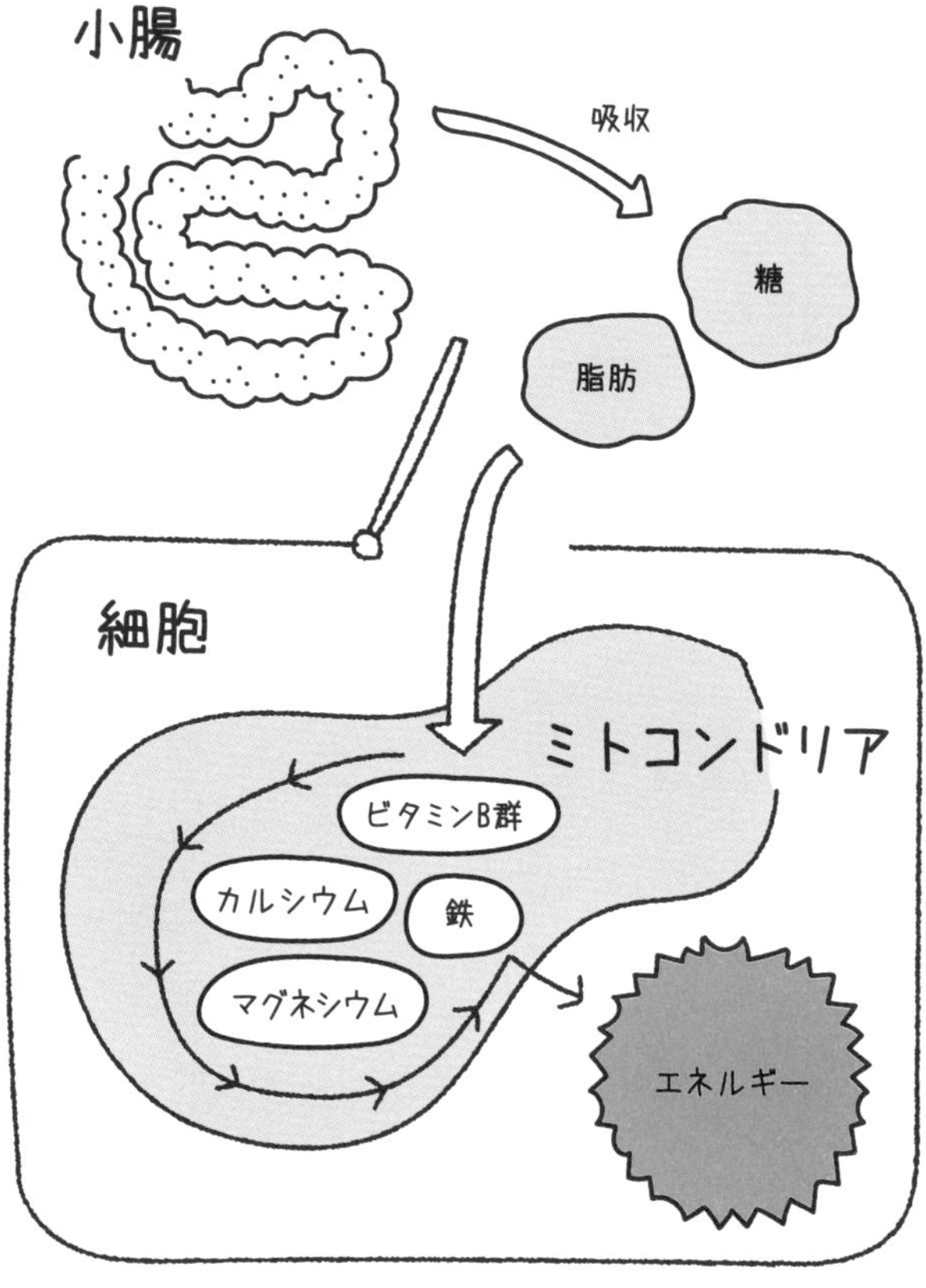

腸内細菌が少なくなったり、元気でなくなると、食べたものから栄養を吸収できなくなり、細胞にもミトコンドリアにも栄養素を届けられなくなって、やはり体調不良になってしまいます。

また、腸内細菌が少なくなると腸の細胞の新陳代謝ができなくなります。新しい腸の粘膜ができず、古い腸の細胞のまま元気に生きていくことはなかなか困難なことです。

さらには、いい便が出ない。いい便が出ると気分爽快で元気が出るはずです。下痢や便秘では気分は晴れず、快適な生活とはいえませんよね。

このあたりはみなさんも感覚的にわかると思います。

ということで、食事をする二番目の理由は、腸内細菌に食事を届けて、腸内で元気に育ってもらうことです。

食事をする意味は、タンパク質の摂取

食事をする三番目の理由は、わたしたちのカラダの約二〇%を構成している、生きてい

くために絶対必要なタンパク質（アミノ酸）を摂取するためです。

わたしたちのカラダの約六〇％は水分です。残りの約四〇％のうちの半分の約二〇％がタンパク質です。なんとカラダの固形成分の半分がタンパク質なのです。

遺伝子（ＤＮＡ）はこのタンパク質の設計図ということも考えると、わたしたち人間（生物）にとってタンパク質はどれくらい重要な栄養素かということがおわかりいただけると思います。

ここで少しだけ学生時代に習ったタンパク質の復習をしておきましょう。

まずわたしたちの骨、関節、髪や爪、そして皮膚や血管をつくっているコラーゲンはすべてタンパク質です。

免疫システムを支えている抗体もタンパク質。だから、タンパク質が欠乏すると免疫力も低下します。

赤血球のなかのヘモグロビン（酸素を細胞に運んでいる）もタンパク質。これが少なくなると貧血になります。

また、みなさんよくご存じの筋肉もタンパク質からできているので、タンパク質が欠乏すると、筋肉量が少なくなって、歩けない、立てない、しまいには寝たきりになってしまいます。

このパートのはじめに触れたように、ダイエットには赤い筋肉が必要です。赤筋は脂肪を燃焼してくれる脂肪焼却炉なので、タンパク質が不足して筋肉量が減少すると脂肪も燃えなくなってしまいます。

そして、酵素です。これもタンパク質です。体内には約五〇〇〇種類の酵素があり、この酵素がないとエネルギーもつくれないし、消化もできません。酵素といってもピンとこないかもしれませんが、この体内の約五〇〇〇種類の酵素が減ってくると細胞の機能は悪くなり、体調不良になり、酵素がなくなるとやはりわたしたちは生きていけません。

たとえば、消化酵素。食べた肉や魚、大豆などを分解するタンパク分解酵素、ごはんやパンを分解する炭水化物分解酵素、油を分解する脂肪分解酵素などが、この消化酵素ですが、これがないと食べたものを消化・分解できないので、当然のことながら腸から吸収して細胞に届けることもできなくなります。そうなると、これまでのお話からわかる通り、当然、生きていられません。

また、代謝酵素というものもあります。細胞で糖分や脂肪からエネルギーを生み出す、ダイエットに関係の深い酵素です。この酵素が減ると糖分や脂肪が代謝・分解できず、エネルギー不足で細胞が不調になるだけではなく、血糖値が上がり、中性脂肪も増え、最後には病気になってしまいます。

こういった酵素は、ろうそくの火のように燃え尽きたところで、命も尽きるといわれていますが、この酵素の材料も外から食事として取り入れていかなければいけません。

このようにわたしたちの骨や筋肉をはじめとしたカラダをつくり、免疫を上げ、酵素をつくるためにはタンパク質を取り入れることが必要で、そのために食事をしている、というのが三番目の理由なのです。

（1）エネルギー産生に必要な栄養素（ビタミンB群、カルシウム、マグネシウム、鉄）をミトコンドリアに届けるため
（2）腸内細菌が元気でいるための食事（食物繊維、オリゴ糖など）を届けるため
（3）タンパク質（アミノ酸）をカラダ中に届けるため

この三つのために、食事をして栄養をしっかりと消化・分解・吸収する、そのすべての

スタートが「ゆっくり」「噛んで」食べることなのです。

新たなプロテインブームは「やせたい」「キレイになりたい」

ところで、ここ数年、プロテインが新しいブームになっています。

かつてはプロテインというと、アスリートやボディビルダー選手など筋肉隆々なカラダになりたい人が摂取するもの、というイメージでした。しかし、昨今のプロテインブームを支えているのは、「やせたい」「若々しくありたい」「キレイな肌になりたい」と願う、ふつうの方たちです。

プロテイン、つまりタンパク質の摂取は、わたしも予防医療の観点から重要視しています。最近よく聞くようになった「サルコペニア」は、サルコ＝筋肉、ペニア＝減少症のことで、年齢とともに食事からとるタンパク質が少なくなることに起因します。やせて、筋肉が少ないカラダになることで、寝たきりなどの運動障害をはじめさまざまな問題を引き起こすことがわかってきたのです。

「箸置きダイエット」で、脂肪が燃えやすいカラダ、つまり体脂肪がたまりにくいカラダをつくるうえで重要な役割を果たしているのが赤い筋肉ですが、この筋肉もタンパク質＝プロテインが材料です。

だから、大豆や魚や肉などのタンパク質を多く含む食品を食べてくださいとおすすめするのですが、いくら食べても、アミノ酸という形にまで消化・分解できていなければ、腸から吸収できません。

吸収できないということは、筋肉細胞まで届けられていないということ。せっかく一生懸命に食べた大豆や魚や肉が、便といっしょにそのまま排泄されてしまうのです。

これは、タンパク質に限らず、すべての栄養素・成分についても同じことがいえます。前章のセルフチェック「あなたの便はキレイですか?」「気になる症状はありませんか?」で、当てはまる項目がある方は、この消化・分解・吸収がうまくいっていない可能性があるということです。これでは何のために食事をしているのかわかりませんよね。

食べたものをしっかり吸収して、すべての必要な栄養素を細胞に届ける第一段階が「よく噛む」ということです。

だから、箸を置いてよく噛むことが、とても大切なのです。

食べないダイエットは危ない

「いやいや、ちょっと待ってください。カロリーを減らしたほうがダイエットにはいいんだから、そもそも食事をしない、食事を減らしたほうがいいわけでしょ？」

そんなふうに思っている方がいたかもしれませんが、ここまで読んでいただいて、その出発点の考え方に大きな間違いがあった、ということに気づいていただけたのではないでしょうか。

確かに、食べなければやせます。当たり前です。体重も脂肪も減ってスッキリします。でも、そのやせ方は、筋肉も減り、代謝も低下して、細胞がしなびていくやせ方です。

さらに、食べないやせ方は、わたしたちの脳では「食べない＝食料がない＝飢餓状態＝生命が危険」という認識をします。だから生命を守るために、今カラダに残っている糖や脂肪を節約して、できるかぎりエネルギーを使わないようにカラダ中の代謝を下げます。心拍数は下がり、血圧は下がり、体温は低下し、脳や肝臓や腎臓の機能も低下して、生きることが最優先されるのです。

つまり、この食べないでやせたカラダは「危機に瀕したカラダ」「しなびたカラダ」で、健康という観点からは遠く、「危ないカラダ」なのです。

わたしたちのカラダは、食べたものが動力源です。食べたものを、消化・分解し、腸から吸収して六〇兆個の細胞に届け、その細胞で燃焼（代謝）をする。それをエネルギー源としてカラダを動かしています。

細胞のなかにあるミトコンドリアが、糖や脂肪を燃焼して、エネルギーを生み出します。そのときに必要なビタミンやミネラルは食事から、酸素は呼吸から取り込んでいるので、食事がきちんととれていないと、ミトコンドリアはエネルギーを生み出せません。

だから、食べないダイエットでは、エネルギー不足におちいってしまうのです。

集中力がない、イライラする、眠れない、憂うつになるのは、脳細胞でのエネルギー切れ。

階段をのぼって息が切れるのも、疲れてくるのも、心臓や下肢の細胞でのエネルギー低下が原因です。

そのほか、肌荒れ、抜け毛、生理不順なども、食べないダイエットでよくある症状ですが、これらはすべて栄養素不足によるものなのです。

だから、食べないダイエットは、生命の危機に瀕しているか、そこまでいかないにしても、さまざまな不調を生み出して、危ないのです。

食べないダイエットは、なぜ簡単にリバウンドするのか

そして、食べないでやせるダイエットは、簡単にリバウンドをします。

なぜリバウンドするのか。そこには生命を最優先する、人の生きる本能があるからです。

食べないダイエット中に、命の危険を察知した脳はわたしたちにこんな指令を出します。

「食べろ！」

「このままでは危ないぞ！」

生きるための緊急事態発令です。

食糧がなくなって、どこを探しても食べるものがない状況では、人は空腹と飢餓に苦しむことになります。しかし現在の日本では、そんなに探さなくても、近くのスーパーでもコンビニでも、手を伸ばせば何でも手に入ります。

「やせたい」と願うわたしたちと「食べろ」という本能では、もちろん生命を優先する本能が勝つようになっているに決まっています。

だから本能に従って、ケーキに、お菓子に、お酒に、ラーメンに、ごはんに、チョコレートに……と手を出してしまう。今まで我慢していたものを一気に食べて、せっかくやせたカラダがみるみる太っていく。これがリバウンドです。

そう、食べないダイエットでは必ずといっていいほどリバウンドするのです。

しかも、悪いことに太るときに増えるのは脂肪だけで、減った筋肉は減ったままです。ということは、ダイエット前より筋肉量が少なく、脂肪ばかりが増えた、代謝の悪い、体調の悪いカラダになってしまったということです。

人類の長い歴史のなかで食べ物があまるなどという事態は、たかだかこの五〇〜一〇〇年くらいの出来事です。それまでは、きょう食べたら次はいつ食べられるかわからない、次の食事は二、三日どころじゃなく、一週間後かもしれないし、もっと先かもしれない、という状況でした。

だから、せっかく取り入れた栄養を出してしまうなんて、そんなもったいないことはせず、「食べたものはすべて脂肪として蓄える」というカラダの仕組みになっているのです。食糧難のなかを人が生き抜いていく仕組みが、飽食の時代に肥満を生み出したというのも皮肉なことです。

もちろん食べすぎを改善することは必要ですが、やせるために「食べないダイエット」で栄養をとらないということは、糖や脂肪が燃やせない、エネルギー代謝の悪い、元気のないカラダになって、最終的にはリバウンドしてしまうということなのです。くれぐれもご用心ください。

だからこそ、食事に感謝して、箸置きをして「ゆっくり」「味わい」ながら「よく噛んで」食べてほしいのです。危ない「食べないダイエットはするな！」というのがわたしの考え方です。

健康ダイエットに重要なのは基礎代謝

摂取したエネルギー（カロリー）より、消費したエネルギー（カロリー）が多ければ太らない、それは確かです。

ここでは、そのうちの消費するエネルギーについて、考えてみたいと思います。

総エネルギー消費量は、体格や年齢や活動量によっても違いはありますが、成人女性だと一日二五〇〇キロカロリー、男性だと三〇〇〇キロカロリー程度です。

歩行や階段のぼり、ジョギングやフィットネスでの運動によるエネルギー消費（活動誘発性熱産生といいます）はわかりやすいと思いますが、ここで約二〇％が消費されます。

そのほか、食事中にもちゃんとエネルギーを消費しています。食事をしているとき、あるいは食後に、別に熱い料理を食べているわけではないのに、「カラダが熱くなってきた」と感じたことがありませんか？　なぜ、ポカポカと熱くなるのかというと、わたしたちが噛んで食べた食事を消化・分解するときにもエネルギーを使っているからです（食事誘発性熱産生といいます）。ここで、約一〇％のエネルギーを消費しています。

そうして残りの約七〇%、これを基礎代謝として消費しているのです。

わたしたちは、生きているだけでエネルギーを消費しています。ジッとして何もしていなくてもエネルギーを消費していて、それを基礎代謝といいます。

この基礎代謝とは、脳や心臓や肝臓や腎臓などの重要臓器が、生きるために二四時間休みなく働き続けるためのエネルギーと、わたしたちの姿勢を保っている赤筋（抗重力筋、インナーマッスル）が消費するエネルギーだと考えてください。

たとえば、ちょっと力を抜いて座ってみてください。このときに、「エネルギーを使っているなあ」と感じていますか？　ほとんどの方はそんな感覚はまったくないと思います。でも、実際は抗重力筋という赤い筋肉が姿勢を保つためにエネルギーを使って働いてくれています。筋肉が働いていないとタコのようにペタッと床に倒れてしまいます。

ほかにも、寝ていても、何も考えていなくても、脳はカラダ中の細胞や臓器を動かすため四六時中指令を出して働いていますし、心臓も生きているあいだ、血液を全身に送り出すために休みなく働いています。肝臓も腎臓も二四時間、休みなくその仕事を遂行してくれています。

確かに、一日中、昼も夜も、立っていても、座っていても、寝ていても、これらの重要臓器も赤筋もエネルギーを使って働いてくれています。

基礎代謝とはわたしたちが意識しようとしまいと、起きていようと寝ていようと、重要臓器と赤筋が働くために常に消費しているエネルギー量のことなのです。

それが、なんと一日に消費する総エネルギーの約七〇％もあるのです！

七〇％という数字、みなさんが想像しているより、はるかに多くないですか？　運動やウォーキングのほうがもっとエネルギー消費量が多いと思っていた方も多いはず。だからダイエットにはウォーキングやジョギングやフィットネスでの運動が必須のように考えてしまいますが、そうではないんです！

そして、この赤い筋肉のなかでエネルギーをつくってくれているのが、このパートの前半でお話ししたミトコンドリアです。

だからこそ、ミトコンドリアが元気でいてくれることがとても重要なのです。

「箸置きダイエット」でミトコンドリアが元気になるよう栄養素をしっかりと届け、この基礎代謝のエネルギー消費量を約七〇％から約八〇％に一〇％アップできたとしたら、どうでしょう？

ウォーキングやジョギングや水泳をしなくても、重要臓器と赤筋で糖や脂肪の燃焼がすすみ、エネルギー（カロリー）を一〇％多く消費できるカラダがつくれるのです。そうすれば、糖や脂肪があまって、カラダの脂肪が増えることもなくなり、脳や心臓や肝臓の働きもよくなる。まさにいいことだらけ。

そのために、必要な栄養素を吸収してミトコンドリアに届けることが重要なのです。

つまり、よく噛んでミトコンドリアに栄養素を届けて、基礎代謝を上げれば、ハードな運動をせずともエネルギー(カロリー)の消費量を増やすことができるのです。

1日に消費される総エネルギー消費量の割合

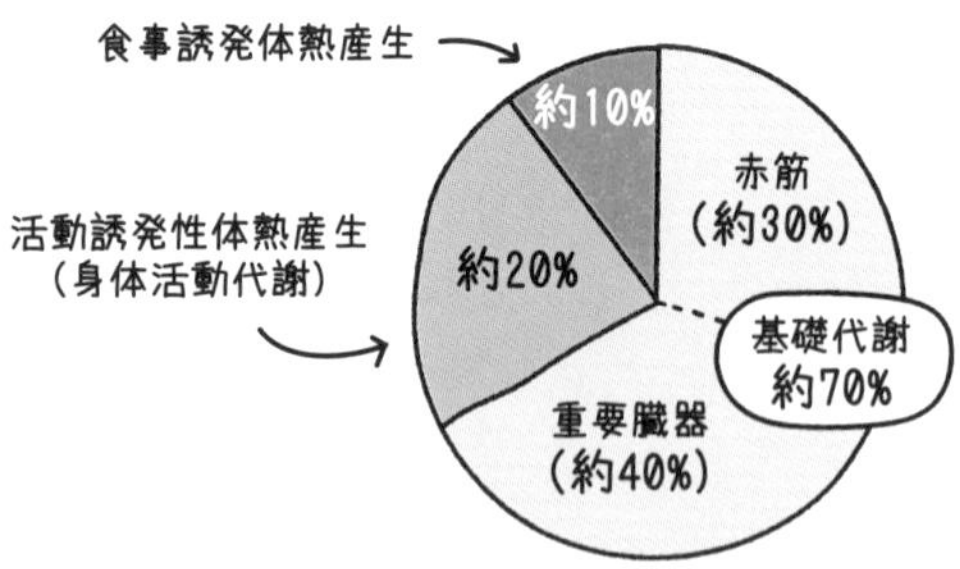

この基礎代謝を＋10％で約80％にすれば
総エネルギー消費量は110％になり
寝ていてもより脂肪が燃焼できるようになる！

基礎代謝アップにはミトコンドリアと赤筋

健康的なダイエットにそれほど重要なミトコンドリア。

では、わたしたちのカラダに、どれほどのミトコンドリアがいると思いますか？

答えは体重の約一割。わたしの体重は六〇キロなので、このカラダになんと約六キロものミトコンドリアがいるのです。すごい量ですよね！　そして、二四時間三六五日、休むことなくエネルギー産生のために働いてくれていることになります。感動です。感謝です。

ミトコンドリアは細胞やカラダを動かす動力源なので、重要な臓器ほどたくさんいます。脳や心臓、肝臓や腎臓では、一つの細胞に約二〇〇〇個のミトコンドリアがいるといわれています。

そして、筋肉。そのなかでも筋肉隆々の運動選手やボディビルダーのカラダについているような筋肉（白筋と呼ばれる瞬発力のある筋肉）ではなく、自然な姿勢を維持したり、座るとか立つといった動作や、歩いたり、ゆっくり階段をのぼるときに使う赤い筋肉（抗重力筋、インナーマッスル）にもミトコンドリアはたくさんいます。

なので、これらの重要臓器と赤い筋肉のなかのミトコンドリアが、糖と脂肪を消費してしっかりエネルギーを産生してくれていれば、糖も脂肪もエネルギー産生に利用されてあまらない。おまけに臓器の機能がアップすることになります。

これほど重要なミトコンドリアですが、その量は運動不足、さらには栄養不足によって、減ってしまいます。加齢による筋肉の衰えなどもミトコンドリアが減る大きな原因です。

とくにカロリー制限のダイエット、食べないダイエットでは、栄養をとらないことによって、ミトコンドリアの機能が低下し、細胞も臓器も赤筋も元気がなくなってしまいます。そして、先にお話ししたように、リバウンドしてしまうのです。


食事制限をして摂取カロリーを減らして、運動をして消費エネルギーを増やせばダイエットは成功するでしょう。しかし、このダイエット理論は確かに理論としては成り立ちますが、きわめて実現困難な方法です。

なぜなら、運動で消費するカロリーは驚くほど少なく、二〇分のジョギングで二〇〇キロカロリー程度。食事ならごはん一膳分のカロリーです。

だからみんな大変な運動をするより、簡単な食べないダイエットに向かうのですが、何回もいうように、これではミトコンドリアの機能自体をダメにしてしまうのです。二〇分の運動より効率的な、基礎代謝の力をも落としてしまうのです。

運動も大変。食べないダイエットもダメ。

だったら「どうすればいいの？」という声に対する答えが、箸置きでゆっくり噛んで栄養素を吸収することなのです。

ゆっくり噛んで栄養素を吸収すれば、ミトコンドリアを活性化して、赤筋を増やして、重要臓器の機能改善をして、脂肪と糖を燃やして、基礎代謝をアップして、元気に健康にやせることにつながるのです。

基礎代謝が上がれば、脂肪は寝ていても燃焼します。

箸置きに加えて、もう一つ、ミトコンドリアを増やして、赤筋を増やすための『箸置きダイエット』の効果を高める簡単エクササイズ」を特別付録として掲載しました。こちらも、ぜひ、日常生活のなかに取り入れてください。

なぜ箸を置くことがダイエットになるのか

ふたたび、このパートの冒頭の話に戻ります。

必要な栄養素をきちんとカラダに取り込むためには、食べ物を消化・分解・吸収することができなければいけません。

とくにミトコンドリアがその役割をしっかりと果たすために必要なのが、ビタミンB群、カルシウム、マグネシウム、鉄。これらをきちんととらなければいけないのです。

脂肪を燃やすことができるのはミトコンドリアだけなのですが、それにはビタミンB_2、パントテン酸が欠かせません。

これらを補ってあげないと、脂肪が燃えません。

もちろん有機無農薬野菜とか、玄米といったいい食事をとるに越したことはありません。でも、ハンバーガーの肉のなかにも、鉄もマグネシウムも入っています。せっかく入っている栄養素でも、噛まずに一気に食べてしまったら、吸収されずに便にそのまま出てしまいます。

食べるからには、そこにある栄養素をもれなく吸収したい。

その吸収のために、「よく噛む」ということが必要なのです。

よく噛むと便の顔つきが変わります。

便が変わった（よくなった）ということは、消化・分解・吸収ができている証拠です。

つまり、タンパク質が消化・分解されて、アミノ酸の形で吸収できているということ。アミノ酸の形で吸収できると、赤い筋肉ができる。肌の細胞や酵素ができる。免疫グロブリンもコラーゲンもできる。

そして、代謝に必要なビタミンB群、ミネラルも吸収できたら、ミトコンドリアのなかで脂肪や糖が燃える。

糖が燃えたら、糖があまらないから脂肪が増えない。あまった脂肪がミトコンドリアのなかで燃えてくれたら、脂肪も減る。

脂肪燃焼でエネルギーが産生され、ますます代謝のいいカラダがつくれる。

まるで、風が吹くと桶屋が儲かるといった話のようですが、これが「箸置きダイエット」の全容です。

今は、カロリーオーバーの栄養失調の時代といわれていますが、よく噛んで栄養素がしっかりととれていれば、同じ量の食事を食べていてもカロリーオーバーは起こりにくくなる。そのための箸置きなのです。

コラム 7

エネルギーの消費量も食べ方で違いが出る

先ほど、食事をするだけでも、わたしたちはエネルギーを消費するといいました。

さらに、最近わかったことなのですが、よく噛んで食べたかどうかで、食事によって消費するエネルギーの量にも差が出るそうなのです。

同じ食事をⒶできるだけ急いで食べた場合と、Ⓑ食べ物の形がなくなるまでよく噛んで食べた場合とで、食後のエネルギー消費量を調べたところ、Ⓑのエネルギー消費量はⒶの二倍だった、という報告があるのです。

食事をしているとポカポカする、また食後カラダが熱くなる現象を、学問的には「食事誘発性熱産生」といいますが、よく噛んで食べると食事誘発性熱産生は高く、早食いをすると低くなるということです。

また、流動食であっても、よく噛んで食べるときと比べると、急いで食べたときのほうが食事誘発性熱産生は低くなります。つまり噛むという動作（運動）が大切ということです。

今まで、よく噛む食べ方が肥満を防止・改善するのは「食べすぎを防ぐからだ」と考えられてきましたが、実は、それだけではなかった、ということなのです。

それに加えて、座って過ごす時間が長かったり、運動不足だったり、加齢によって筋肉がおとろえたりすると、さらに食事誘発性熱産生が低下してしまいます。

わたしたちが一日二四時間で消費するエネルギーのうち、食事誘発性熱産生が占める割合は、およそ一〇％ですが、「ちりも積もれば山となる」と言います。できるだけ低下させないよう、食事はよく噛んで食べ、日中は歩いたり、階段をのぼったり、掃除をしたり「できるだけ動く」ことを心がけたいものですね。

Part 3のまとめ

1 ダイエットには、栄養素が必要

2 タンパク質、ビタミンB群、カルシウム、マグネシウム、鉄

よく噛まない食べ物は、そのまま便に出る

3 食べる理由3つ

・ミトコンドリアの食事

・腸内細菌の食事

・筋肉の材料

4 タンパク質はカラダの約20%、重要栄養素の証拠

5 プロテインブームは、キレイ・美肌・スリム・若さ

6 食べないダイエットは、危ない

7 食べないと、栄養失調でリバウンドする

8 健康ダイエットには、基礎代謝とミトコンドリア

9 基礎代謝とミトコンドリアには、栄養素が必要

10 噛むことは、消化・分解・吸収のはじめの一歩

Part 4

「箸置きダイエット」をさらに効果的にするコツ

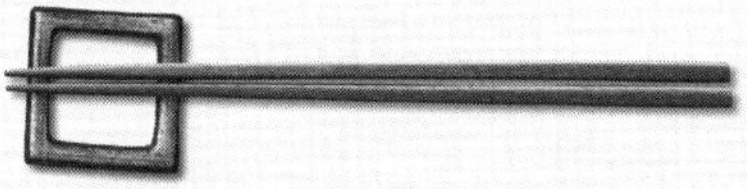

「箸置きダイエット」に興味をもったみなさんに
もう少し、ダイエット効果を高める、
重要なポイントを
いくつかご説明したいと思います。
どれも簡単なことですが、
大きな効果が期待できるものばかりです。
一助となれば幸いです。

肥満のリスクが約四・四倍という早食いのおそろしさ

①朝食を抜く
②夜遅くに食事をとる
③夜食を食べる
④早食い

みなさん、ご存じの通り、これらの食べ方は「健康によくない」とされている食べ方です。

では、このなかでもっともカラダによくない食べ方は何だと思いますか。

およそ二〇万人の、いわゆるメタボ健診のデータをもとに、①~④の食べ方がどの程度、糖尿病発症に影響しているのか調べたところ、もっともよくない食べ方は④「早食い」だったという報告があります。

また、およそ一〇〇〇人の食べ方と健康状態を五年間継続して調べた研究では、早食いをしない人は、早食いをする人よりも、肥満になる可能性が低かったのだそう。

そして、五年の間に、メタボリックシンドロームを発症した人の割合は、ゆっくり食べる人では二・三％だったのに対し、早食いの人は一一％だったという報告もされています。

また、別の研究で、大学生およそ一三〇〇人を対象に、早食いをしているか否かなどのライフスタイルと、ＢＭＩ（肥満の判定に用いられる〝ものさし〟の一つ）の影響について調べたところ、早食いは肥満のリスクを約四・四倍も上昇させることが確認されたと報告されています。

よく噛まずに早食い、一気食いすることが、いかにカラダによくないかを報告する研究は、枚挙にいとまがないほどたくさんあるのですが、問題は、自分自身が「よく噛んで食べていない」＝「早食いをしている」という事実を認識しているか、どうかです。

「早食い、していませんか？」

胃酸、出ていますか？（実験）

ここで、ちょっと実験をしてみていただきたいと思います。

わたしは予防医療を学びたい方のための講座をやっているのですが、毎回、講座修了後の懇親会の前に、受講者のみなさんに※重曹を飲んでもらっています。

何のために重曹を飲むのかというと、自分が食事からとったタンパク質を分解して体内に吸収できているかどうか、自分自身でチェックしていただくためです。

重曹を水に溶かしてゆっくり飲んでいただいて、しばらく経つとゲップが出ます。

五分以内にゲップが出れば、タンパク質の消化・分解・吸収に重要な役割を果たしている「胃酸」というものが十分出ていると考えられます。

逆に、ゲップが出るまでに五分を超える場合は、胃酸が十分に出ていない可能性が高く、胃酸の不足がタンパク質の分解を低下させ、そのことで小腸でのタンパク質の吸収を妨げるだけでなく、腸にダメージを与えるおそれもあるのです。

胃酸は噛むことと同じくらい重要で、食べたものの消化・分解・吸収の要なのに、自分

胃液のpH（ペーハー）

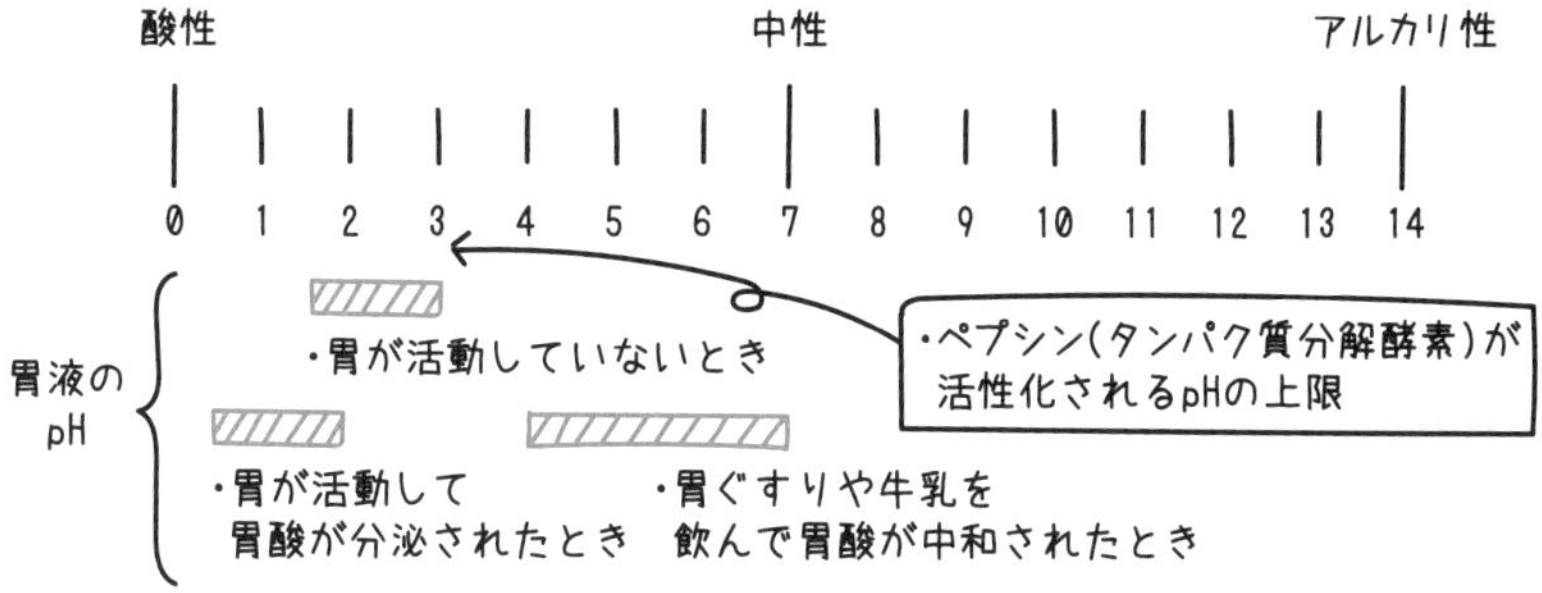

重曹で自分の胃酸分泌状態をチェック

準備

1　チェックは食事前に行う。飲み物も飲まないようにする。
2　重曹（ベーキングパウダー、炭酸水素ナトリウム）を準備する。
3　小さじ⅓（2～3g）の重曹をコップに入れ50ccの水で溶かす。
4　食事の5分前に重曹を溶かした水をゆっくり飲む（最低でも50ccは飲むこと）。

判定方法

重曹を溶かした水を飲んで、どのくらいの時間でゲップが出るかを確認する。
胃酸が十分につくられている場合には、5分以内にゲップが出る。
5分経過してもゲップが出ない場合には、胃酸が十分出ていない可能性がある。

※注意：体調、ストレスの状態によっても結果が変わることがあるので、1回だけでなく、朝昼夕食の前に数回チェックをして傾向を確認する。

の胃で十分に胃酸が出ているかどうか知らない方がほとんどなのです。

※重曹はスーパーの製菓材料コーナーでは「ベーキングパウダー」として、薬局では「炭酸水素ナトリウム」として数百円で販売されています。

胃酸とタンパク質の関係

わたしたちが食事でとったタンパク質は、そのまま筋肉や骨や関節、約五〇〇〇種類の酵素、ホルモン、免疫抗体などをつくる材料になるわけではありません。

食事でとったタンパク質は、真珠のネックレスにたとえると、胃のなかでバラバラにされて真珠の粒に、つまりアミノ酸に分解されます。アミノ酸という小さな分子で小腸から吸収され、体内でさまざまな種類のアミノ酸が組み合わされて、いろいろなタンパク質につくりかえられます。

こうして体内で再合成されたタンパク質が細胞や酵素、ホルモンや免疫抗体などになるのです。

ところで、「重曹を使った胃酸チェック」を紹介させていただきましたが、「真珠のネッ

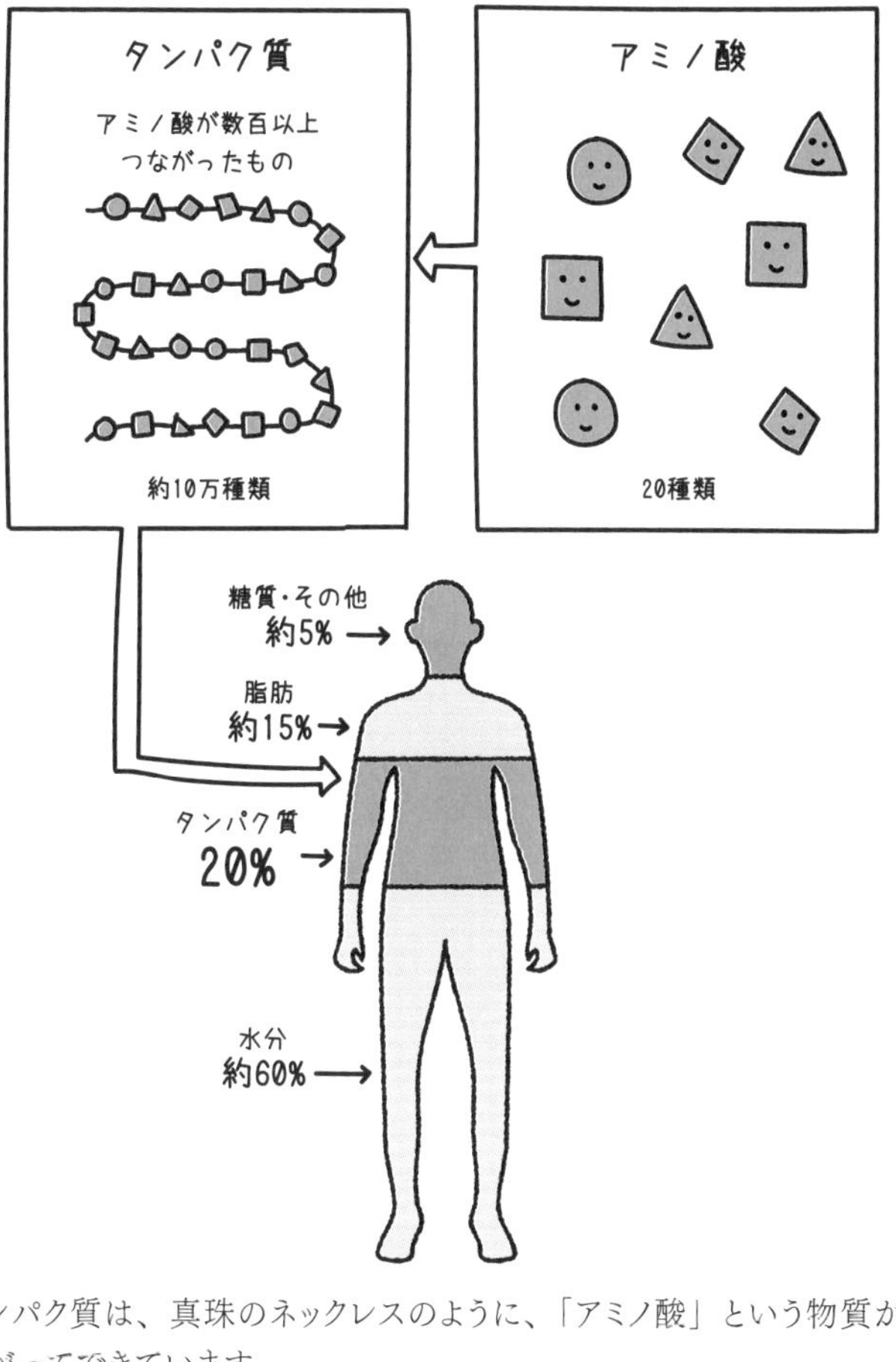

タンパク質は、真珠のネックレスのように、「アミノ酸」という物質がつながってできています。
アミノ酸の種類は20種類、これらをどのように組み合わせるかによって、性質や働きの異なるタンパク質がおよそ10万種類あり、骨や筋肉、皮膚、約5000種の酵素、免疫抗体、血管などの人が生きていくために必要なものをつくりあげています。

クレスを切ってバラバラにする（＝アミノ酸に分解する）」工程で非常に重要な役割を果たしているのが「胃酸」です。胃酸の正体は、昔理科の実験で使った「塩酸」そのものです。
胃の粘膜には、この胃酸を分泌する細胞、粘液を分泌する細胞、そして「ペプシノーゲン」という物質を分泌する細胞があります。ペプシノーゲンは、胃酸の酸性によって活性化されてタンパク質を分解する酵素「ペプシン」に変身します。

ここは大切なところなので、もう一度繰り返しますね。タンパク質がアミノ酸に分解されるには、タンパク質分解酵素ペプシンが必要不可欠なんですが、胃酸がなければペプシノーゲンはタンパク質分解酵素のペプシンに変身できません。

つまり、タンパク質の消化・分解・吸収において「胃酸」の役割はきわめて重要なのです。

なぜ肉で胃もたれを起こすのか

肉を食べると「ちょっと胃がもたれるな」という方、いませんか？

この症状をうったえる人は、私と同年代、中高年以降の年代に多く見られます。それは、胃酸を分泌する力が加齢とともに低下してくるためです。若いときは焼肉をいくら食べても平気だったのに、加齢とともに「いい肉を少しだけ」に変化してきた方も多いはず。若い方でも「肉はちょっと苦手」という方が結構います。肉が苦手な方たちの多くは、胃酸の出がよくないのかもしれません。

昔、狩猟をして暮らしていた欧米人は、肉などの動物性食品を食べてきました。そのため、欧米人は胃酸がたくさん出る体質を獲得したと考えられています。

それに対し、日本人は肉はあまり食べず、消化のいい魚を食べ、米を主食にしてきました。つまり、日本人の食文化は、欧米人ほど多くの胃酸を必要としなかったのです。そのため、日本人はもともと胃酸の出が少ないのです。また、二〇歳をピークに加齢とともに胃酸の分泌が少なくなることもわかっています。

胃酸の出が少ないと、食べた肉を消化してアミノ酸に分解する力も弱まっている、ということになるので、大問題。

これが胃もたれという症状になって現われている可能性が大なのです。

胃酸は塩酸。劇薬といわれている塩酸で、噛んでコナゴナにして、だ液でトロトロにして胃に落ちたものをおかゆ状にドロドロにしていくのですが、それだけではアミノ酸のチェーンはチェーンのまま。まだタンパク質を分解できていません。このドロドロになった食べ物に活性化したペプシン（タンパク質分解酵素）が働いて、やっとチェーンが切れてアミノ酸になって吸収されるのです。

さらに、通常、胃酸の量は何もしていない状態で、一〇〇から二〇〇cc。だから、ふつうにしていると、胃の下のほうにちょっとあるくらいです。

そこにどーんと大きなかたまりを入れたらどうでしょう？

たとえて言うと、水が少ないプールで泳いでいる、お風呂に入っているのに足の先しか浸かっていない、そんな状態です。胃酸のうえに浮いているといってもいいくらいかもしれません。当然、食べ物はほとんど胃酸に触れていないのでドロドロにならず、ペプシンで分解されずに腸に行き、最終的には便とともに出ていってしまうのです。

もし、胃酸が十分に出ておらず、タンパク質がちゃんと消化・分解・吸収されていなかったら、カラダの細胞はタンパク質不足におちいり、胃もたれだけではなく、Ｐａｒｔ２の「チェック３」（一一〇ページ）にあげたもっと重大なさまざまな不調・症状が現れることになります。

早食いをやめれば、胃もたれも改善する

「じゃあ、胃酸がそもそも少ないなら、どうすればいいんだ！　肉は食べないほうがいいということ？」と思われる方もいるかもしれませんが、わたしたちには、それを補うものがあります。

それは何かというと「歯」です。「よく噛む」ことによって、胃の負担を軽くしてあげることができますし、また噛むことで、胃酸が出てきます。

逆に「よく噛む」ことをしない、ということは、胃に過重労働させている、たとえで言えば、胃にとって〝よく噛まない人〟はブラック企業の社長といってもいいのかもしれません（笑）。

一方で、注意が必要なのは、牛乳。

食べる前にコップ一杯の水、大人であればビール一杯、よくあることです。でも、これは飲んでしまってもだいじょうぶ。胃酸は薄まりはしますが、胃酸の酸性度は落ちず、ぺ

プシンを活性化することができるのですが、牛乳を飲むと胃酸（塩酸）が中和されてしまうので、一気に胃酸の酸性度が落ちてタンパク質分解酵素のペプシンが働かなくなってしまうのです。

だから、タンパク質は消化されないまま。

この消化されないタンパク質が腸にいくと腸でいろいろな悪さをするのですが、その一つがのちほどコラムでご紹介するリーキーガット（腸もれ）症候群です。

読者のみなさんに、もう一度おたずねします。

「肉を食べると、胃がもたれませんか？」

もたれるとしたら、それは胃のＳＯＳ、「もっとよく噛んで、わたしを大切にして！」というメッセージかもしれません。そして、それは、タンパク質が不足したカラダの細胞たちの栄養失調（飢餓に苦しむ）の声かもしれません。

コラム

ゆで卵の白身がアミノ酸に変わるには

7

一六三ページの写真の試験管のなかの白いものがゆで卵の白身です。タンパク質の代表格ですね。

ここに水、重曹、塩酸、ペプシンを入れてあります。

見ていただくとわかるように6、7、8番の試験管はきれいに白身がとけている。

これが卵の白身のタンパク質が分解されて、アミノ酸になっている状態。

実は、6、7、8番には塩酸とペプシンが入っています。

ペプシンだけでは卵の白身が残ってしまっている（9、10番）し、塩酸だけでも残ってしまう（4番）。

つまり、塩酸とペプシンの両方がないとタンパク質はアミノ酸にならず、腸からカラダに取り込めないということです。

噛むというのはこの卵の白身を物理的にコナゴナにする。

それが塩酸（胃酸）とペプシンにしっかり浸かることで、コナゴナになった白身のタンパク質（固形）がアミノ酸という液体になって吸収されるのです。

日本食はとてもよくできていて、最初に酢の物が出てきます。

あの酢の物をとることで、胃のなかがちゃんと酸性になるからペプシンが活性化する。

あるいは、揚げ物にレモンがついているのも、レモンのしぼり汁で胃液が酸性になって肉を分解するペプシンが活性化することができる。

すごい知恵ですね。

これからは酢の物やレモンを見る目が変わるかも……。単なる付けたしではないのです。

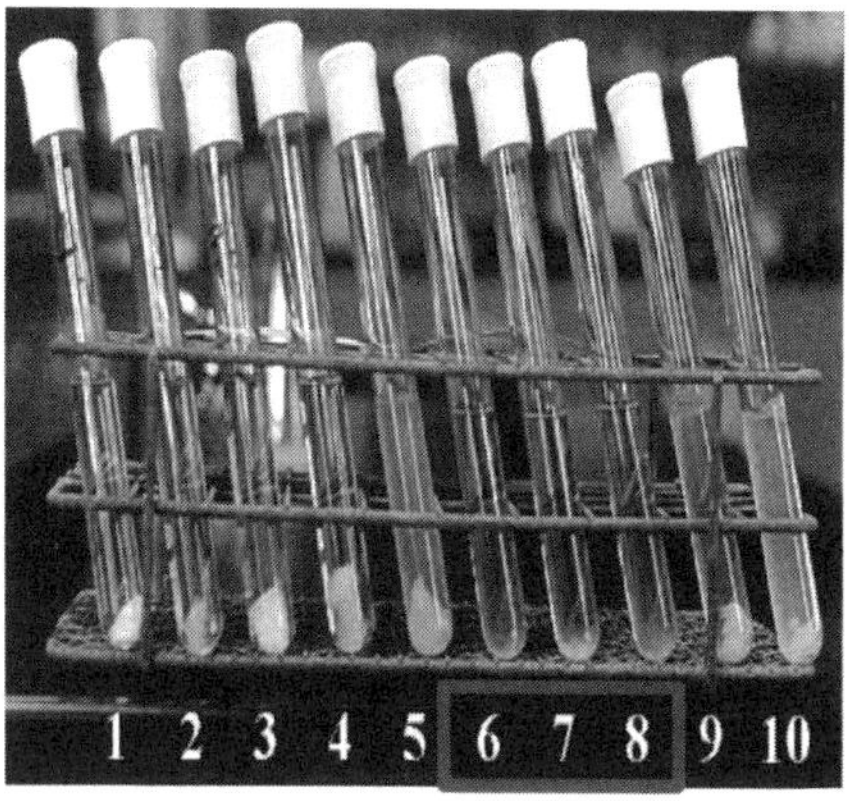

上の写真は人間の胃のなかで行われている消化・分解のプロセスを説明するために行った実験です。
1番から10番までの試験管のなかに入っている白いものは15gのゆで卵の白身（タンパク質）です。それぞれ試験管のなかに入っている液体は、水、重曹（強アルカリ性物質）、塩酸（胃酸）、ペプシン（タンパク質分解酵素）で、それぞれの試験管に入っている種類が異なります。
この実験を行っている部屋の温度は体温とほぼ同じ36℃に固定してあります。この写真は、この実験を開始してから3時間経過したときの模様です。
試験管の状態を見てもらうとわかるように、6、7、8番の試験管（塩酸とペプシン）の状態がもっとも望ましい状態です。この状態が毎回の食後につくられていれば、栄養不良につながるような栄養素の不足が起こることも少ないと考えます。 （佐藤章夫氏提供）

コラム

7

未消化のタンパク質は腸にダメージ "腸もれ" を引き起こす!?

日本における臨床栄養士の草分け的存在である佐藤章夫先生は、健康で元気なカラダをつくり維持するには「何を食べるか」よりも「どう食べるか」のほうがより重要であること、つまり、よく噛む食べ方をしてしっかり消化・分解・吸収することの大切さを啓もうし続けた人物であり、わたしにとっては栄養療法の師匠でもあります。

その佐藤先生によると、あまり噛まずに食べ、胃酸も十分に分泌されることなく、未消化の食べ物（とくに、タンパク質）が腸までたどり着いた場合、乳酸菌などの腸内善玉菌が減り、逆にカンジダ菌やウエルシュ菌などが増殖して腸壁にダメージを与えるそうです。

腸内にいる免疫細胞は、カンジダ菌やウエルシュ菌を退治しようと大砲を放つのですが、それによって腸に炎症が起きてきます。すると、細胞と細胞が隙間なくピッタリくっついていた腸壁に、隙間ができてリーキーガット（腸もれ）症候群を引き起こし、アレルギー、高血圧、糖尿病をはじめとする、さまざまな慢性症状を招くと考えられています。

そのような事態を防ぐためにも、「よく噛む食べ方」を心がけたいものです。

腸の上皮細胞の拡大図

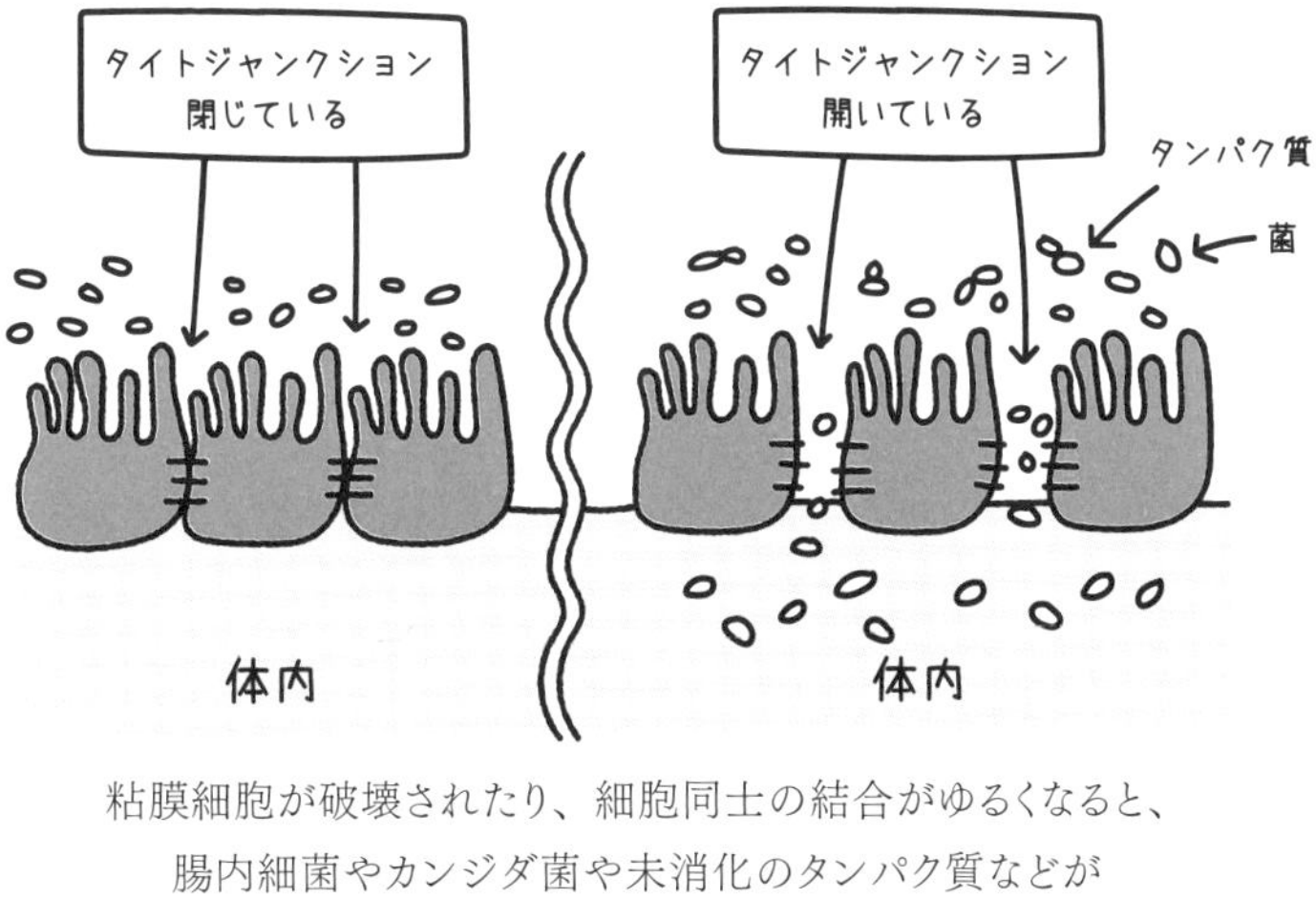

粘膜細胞が破壊されたり、細胞同士の結合がゆるくなると、
腸内細菌やカンジダ菌や未消化のタンパク質などが
体内に入りトラブルを発生させる。

つまみ食いもダイエットになる

「ひと口食べるたびに箸を置いていたら、食事に時間がかかってしょうがない」

読者のみなさんのなかには、そう思った方が結構いるのではないでしょうか。


でも、すでにお伝えしたように、食べるスピードが速い人ほど肥満になりやすいですし、肥満のリスクが約四・四倍になるという報告もあります。

また、「理想のカラダを手に入れたい！」「手に入れよう！」という熱意とやる気だけで、「食べたい」という衝動と闘うのはたいへんではないですか？

仮に、数日はガマンできたとしても、「ずっとガマン」はなかなか難しいし、ストレスで体調不良になってしまいます。


ところが、時間をかけて食事を味わうことによって、ガマンをしないでダイエットができるようになるのです。

なぜなら、よく噛み、ゆっくり食事を味わっているうちに、血液中に「レプチン」というホルモンが増えてくるからです。

レプチンは、脳にある満腹中枢を刺激して食欲を抑えるほか、交感神経を活性化させて脂肪を燃やし、エネルギーの消費を促すことにより、肥満を防止する働きがあると考えられ、近年、注目されているホルモンです。


このレプチンが、脳の満腹中枢に伝わるまでにかかる時間は、食事を開始してから数十分といわれています。胃のなかに流し込むように早食いをしていたのでは、レプチンが満腹中枢に届いた頃にはすでに食べすぎてしまっている可能性が大なのです。

そこでわたしは箸置きのほかにもう一つ、つまみ食いもおすすめしています。

食事をつくっているときに、ちょっとずつつまみ食いをしていると、出来上がったときにはおなかがいっぱい！　そんなに食べていないのだから、おなかがいっぱいなんてことはないはずなのに、なんとなく脳が満足しているという経験をした人も多いはず。

楽してダイエットしたいのであれば、つまみ食いか、ひと口食べたら〝箸置き〟に箸を置いてよく噛み、食事を味わうよう心がけることです。

これを心がけていればレプチンの分泌が高まり、自然と食欲にブレーキがかかります。熱意とやる気で「食べるの、ガマン」なんてカラダに悪いことをしなくて済むのです。

一日一食は〝伝統的な日本食〟、ごはんを食べよう!

「箸置きダイエット」では、ひと口入れたら〝箸置き〟に箸を置いて「よく噛む」ことに加えて、「一日一食は〝伝統的な日本食〟をとる」こともおすすめしています（伝統的な日本食とは、九三ページのイラストのような食事です）。

〝伝統的な日本食〟の主食といえば、やはり、ごはんなのですが、日本人のお米の消費量は一九六〇年代のピーク時と比べ、二〇一五年に半分以下に減ってしまい、一世帯あたりの支出額もパンより下回ってしまったんだとか。

日本は、稲穂が実る国ということで、別名「瑞穂《みずほ》の国」とも呼ばれますが、瑞穂の国で生まれ育ったわたしたち日本人は意外と、お米のすばらしさを知らないのかもしれません。

東南アジア・ラオスのジャングルの奥地に、かつての日本人のように、ごはん（蒸したもち米）を主食としている少数民族がいます。一人一日一キロ近くも食べるのですが、これだけたくさん食べているのに、肥満やメタボ・生活習慣病の人がほとんど見当たらないそうです。

そこで、日本の研究チームが彼らの便に含まれる腸内細菌を調べたところ、彼らの腸内には、欧米人にはあまり見られない菌が非常に多く存在することが判明したそうです。

その菌は、ごはんに含まれるレジスタンスターチ（炭水化物の一種）をエサとして食べ（発酵させ）て、「短鎖脂肪酸」という重要な物質をつくり出します。

この短鎖脂肪酸は、腸の粘膜から吸収され、カンジダなどの菌などから自身を防御（腸の粘膜細胞が増殖したり、粘液を分泌）するために、あるいは水分やミネラルを吸収する際の活力源となります。

さらに、短鎖脂肪酸は腸の粘膜の下にある血管から血液中に入って全身をめぐり脂肪の蓄積を防いだり、代謝を上げて太りにくいカラダになるようにしむけるなど、全身の健康によい影響を与えることが明らかにされています。

また、伝統的な日本食には発酵食品もたくさん使われています。

発酵食品が腸にいいのはもちろん、食べる前から栄養素が吸収しやすい形になっているため、それをミトコンドリアに届けやすいという利点もあります。

ぜひ、一日一食は伝統的な日本食、今日から取り入れてみてください。

「糖質の量」ばかりを気にして逆に損をしているかも？

かつて、ダイエットというと「カロリーを減らしましょう」「生活習慣病を防ぐためにもカロリーをとりすぎてはいけませんよ」という指導がされてきましたが、近年では「カロリーのとりすぎもよくないけれど、それ以上に糖質のとりすぎがよくない」ということで、食べ物に含まれる「糖質制限ダイエット」というのも流行っていますが……。

「糖質の量」を気にすること自体は決して悪いことではありません。とりすぎはよくないですからね。しかし、たとえば「サツマイモや果物は糖質がたくさん含まれるから食べない」とか、「ごはんの糖質が気になるから食べない」ということになると、「いやいや、ちょっと待って、それは違いますよ」とわたしは言いたくなってしまうのです。

というのは、ひと言で「糖質」と言っても、さまざまな種類があります。パッケージに表示されている糖質の量・カロリーが同じでも、種類によって口に入れたあとの〝ふるまい〟が違うのです。

たとえば、糖質のなかで、もっともシンプルな構造をしているブドウ糖や果糖は、とったあと、すばやく体内に吸収され、とくにブドウ糖は血糖値を上昇させます。

一方、ごはんやイモ類などに多く含まれるでんぷんは、とったあと、ブドウ糖に分解されるまでにいくつかの工程を経なくてはならず、吸収に時間がかかります。

砂糖（主成分はブドウ糖と果糖から構成されるショ糖）は吸収が早い糖質ですから、砂糖水を飲むと血糖値がグンと上がります。すると、カラダは血糖値が急上昇することで起きる弊害を防ごうとして、糖を中性脂肪に変えて脂肪細胞に貯蔵します。だから砂糖は太りやすい、といえるわけです。

しかし、ごはんやイモ類などはでんぷん（糖質）のほかに食物繊維も含まれます。食物繊維は糖質の吸収をおだやかにしたり、腸内細菌を増やす働きがあるのです。

ごはんやイモ類に関しては納得したけれど、「じゃあ果物はどうなの？　果物にはブドウ糖や果糖が含まれるじゃない？」と思った方もいるかもしれませんが、果物には糖質以外に食物繊維が含まれています。

後ほどお話ししますが、食物繊維は腸内フローラのバランスを良好に保ち、肥満防止に一役買ってくれている成分です。その観点からいうと、一概に「果物は太りやすい」とは言えません。もちろん、食べすぎは問題です。

何より、「糖質は全部、敵」「絶対、食べない」「ごはんやおイモや果物はダメ」というダイエットは長続きしません。いずれ挫折して「意思の弱い自分はダメだ」などと自分を責めるのが関の山です。

糖質を気にするのなら、「糖質の量」よりも、「体内の吸収が早いのか、ゆるやかなのか」

主な糖質の種類

糖質は、もっともシンプルな「単糖」をベースに、その組み合わせ方によって①単糖類、②少糖類（とくに二糖類）、③多糖類に分類することができます。

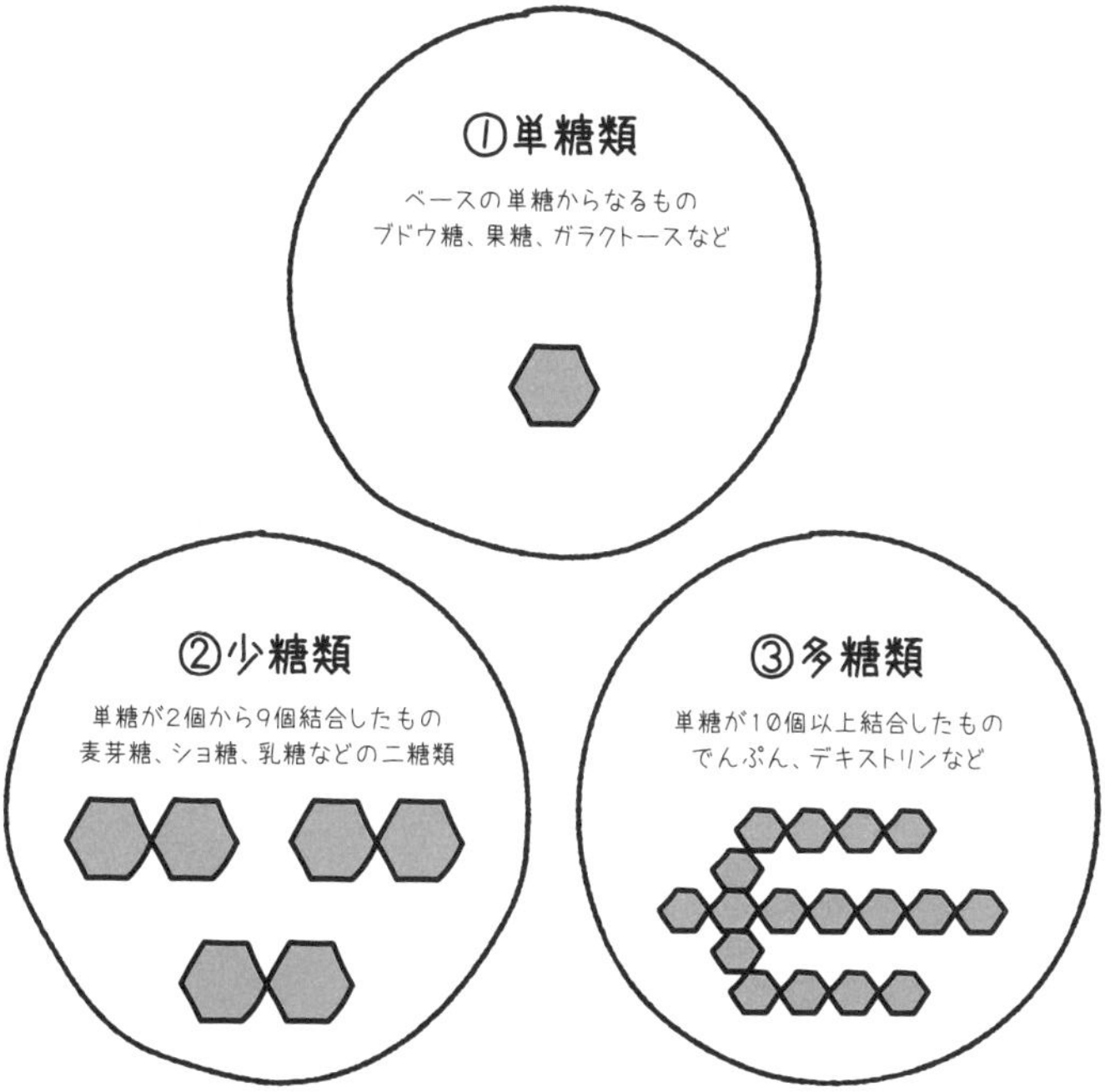

「食物繊維は入っているか」「ゆっくり食べているか」です。だから箸置きなのです。このことを、どうぞ、お忘れなく。

太りやすい体質を〝伝統的な日本食〟で整える

戦後、わたしたち日本人は肉を食べる機会が増えたおかげでカラダは大きくなりましたが、その一方で、脂肪や糖分のとりすぎが肥満・生活習慣病の大きな要因となっています。

とはいえ、肉を怖がって敬遠してしまうと、今度は、タンパク質の不足がもたらす弊害も出てきます。そこで、わたしは、「一日一食は〝伝統的な日本食〟をとる」ことを意識することを、おすすめしています。

意識すると、肉料理にかたよっていることに気づいたり、「魚も食べようかな」と考え直したりしながら、段々と肉や魚、卵、大豆・大豆製品、野菜などをバランスよく食べる習慣が身についてくる方が多いようです。あれもダメ、これもダメでは食事が窮屈になって楽しめません。

ちなみに、魚に豊富に含まれるＤＨＡ（ドコサヘキサエン酸）やＥＰＡ（エイコサペンタエン酸）も脂肪の一種ですが、肉に含まれている脂肪とは種類が異なり、動脈硬化など生活習慣病の予防や脳やココロの健康維持に役立つとされており、積極的にとりたい脂肪です。

また〝伝統的な日本食〟は食物繊維を摂取できますし、味噌やぬか漬け、納豆などさまざまな発酵食品も楽しむことができます。

もともと日本人の胃腸は、肉よりも野菜や魚、発酵食品との相性がいいのです。

また、腸内フローラのバランスを整える観点からも、「一日一食は〝伝統的な日本食〟をとる」ことはとてもよいことなのです。

ダイエットは、腸内細菌を味方にできるか否かにかかっている？

ひと昔前まで「大腸は便をつくる臓器」「腸内環境を整えるのは便秘解消のため」ということが言われていました。

ところが近年、腸内環境――腸内の微生物たちがつくる腸内フローラ――が肥満をはじめ、メタボ・生活習慣病、認知症、メンタルヘルス、アンチエイジングなど、わたしたちの健康に重要なカギを握っていることがわかってきました。

肥満に関しては、肥満の人にはある特定の腸内細菌が多く見られ、やせている人にはやせている人に多く見られる腸内細菌があることがさまざまな研究で確認されています。肥満の人の腸内細菌を、やせたマウスの腸に移植すると、そのマウスは肥満になる、という報告もあります。

また、やせている人の腸内細菌がつくる短鎖脂肪酸という物質は、腸から吸収されて血流に入ると、脂肪組織がそれを感知して脂肪を燃焼させるといわれています。

さらに短鎖脂肪酸がたくさんできると、食欲を抑えるように仕向けるホルモン（インクレチン）が小腸から出てきます。

でも、肥満の予防・改善は、腸内細菌にすべておまかせすればいいのかというと、決してそうではありません。

腸内細菌を味方につける食事のポイント

腸内フローラのバランスを良好に保つには、①プロバイオティクスと、②プレバイオティクスの両方をとることが大切。

（ただし、①のなかにいる菌は、必ずしも生きたままでなくても、死んでもその菌の成分が②として働くことが多いというのが最近の研究です。あまり「生きたまま」にこだわる必要はないということです）

プロバイオティクス

生きたまま腸までたどり着く腸内善玉菌あるいはそれを含む食品。

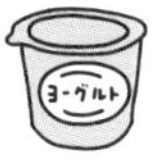	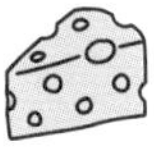	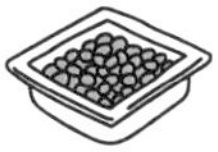	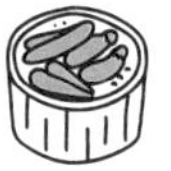
ビフィズス菌	**乳酸菌**	**ナットウ菌**	**酪酸菌**
ヨーグルト	味噌・キムチ・ チーズなど	納豆	ぬか漬け

プレバイオティクス

腸内善玉菌の増殖を促進し、腸内フローラのバランスを良好に保つ食品。

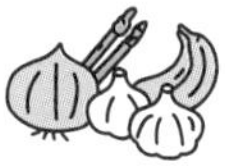	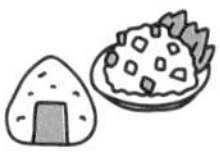	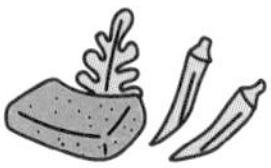	
オリゴ糖	**レジスタントスターチ**	**食物繊維**	**糖アルコール**
玉ねぎ・アスパラガス・ ニンニク・バナナ・ 大豆製品など	冷えた炭水化物 （おにぎり、ポテトサラダ、 あんこを使った和菓子など）	大麦・海藻類・ 柑橘類・こんにゃく・ オクラなど	メロン・なし・味噌・ ワイン・はちみつ・ プルーンなど

「噛む」ことと「飲み込む」ことの機能が低下している高齢者と、そうでない高齢者の腸内フローラを比較した研究で、「噛む」「飲み込む」ができない高齢者の腸内フローラは乱れている可能性があると示されたそうです。

人間にとって「噛む」ということは消化・分解・吸収のスタートであると同時に、胃酸の分泌にも腸内フローラにも大きな影響を及ぼすくらい大切なことなのです。

だから、元気に年をとるために、自分の歯を大事にする。

健康の原点は歯(口腔)のケアからという考え方には大賛成です。

「不機嫌に食べる」「ながら食い」はNG、その理由は……

わたしたちが食べたものは、口から食道、胃へと運ばれ、ここで胃液と混ぜ合わされて、腸へ送られますが、わたしたちは自分の意思でこれらの活動をコントロールしているのではありません。

胃液は、わたしたちが胃に「胃液を出せ」と命じて出るのではないし、胃や腸で食べたものと消化液を混ぜ合わせることも、わたしたちが自分の意思で行っているのではないのです。

では、胃や腸で行われる消化・分解・吸収は何によってコントロールされているのかというと、みなさんがよく耳にする自律神経です。

自律神経は、わたしたちのカラダのいたるところに分布していて、心臓や肺、胃、腸などの臓器、器官の活動をコントロールしています。そして、自律神経によるコントロールは、わたしたちのココロの状態に大きく影響されているのです。

たとえば、イライラしているときや、怒っているとき、緊張しているとき、自律神経は交感神経が優位になり、口の中もだ液が減ってカラカラになります。

すると、だ液だけでなく胃液などの消化液の分泌も、食べたものと消化液を混ぜ合わせる胃や腸の動きも抑えられてしまう。そうです、消化・分解・吸収がうまくいかなくなってしまうのです。

逆に、機嫌がいい状態、ニコニコ笑顔で食べているとき、自律神経は副交感神経が優位になり、十分な消化液と食べたものがよく混ぜ合わされ、消化・分解・吸収がスムーズにいきます。

食事をいただくときは、リラックスして、ゆっくり、ニコニコと機嫌のいい状態で食べるよう、心がけたいものです。

サラリーマンやOLさんで、お昼どきもデスクから離れず、パソコンの画面を眺めながら、スマホを見ながら、資料を見ながらおにぎりをほおばる、なんて人がいますが、これでは機嫌よく食事をいただけません。そうすると、消化・分解・吸収がうまくいかず、便秘や下痢をはじめとする体調不良を引き起こします。食事の前には、いったん仕事モードのスイッチをオフにしてください。

そのとき、自分のお気に入りの〝箸置き〟が目に入ったら、

「そういえば、DR.金城がこんなこと言ってたなあ」

と思い出してスイッチを切り替えることができます。誰のためでもなく、自分のために。いずれにせよ、自分のために〝箸置き〟を用意した、この小さな一歩は、あなたを裏切ることはありません。

ぜひ、お試しください、「箸置きダイエット」。

Part 4のまとめ

1 早食いが、肥満の原因

2 胃酸チェックは、ダイエットの必需品

3 胃酸分泌量が、タンパク質摂取のカギ

4 卵と肉は、細胞に届いているか

5 伝統的な日本食は、ダイエットの強い味方

6 ながら食いが、便秘・下痢の原因

7 不機嫌で楽しまない食事が、肥満の原因

特別付録

「箸置きダイエット」の効果を高める簡単エクササイズ

車はガソリンという燃料を燃やし、
それによって生まれたエネルギーを使って走ります。
わたしたちは食事から補給した
燃料（炭水化物・脂肪・タンパク質）を燃やし、
それによって生まれたエネルギーを使って
さまざまな活動を行っています。
食事からとった燃料のカロリーが、
カラダが消費するカロリーよりも上回ったとき
だぶついた燃料（カロリー）が脂肪となってたまった状態が肥満です。
じゃあ、運動だけで、このアンバランスを改善しようとなると、
かなりハードな運動をしないと、
過剰にたまった脂肪を燃やすことは困難。
でも、「箸置きダイエット」を行いながら、
ここで紹介する「簡単エクササイズ」をスキマ時間に行うと
メラメラ脂肪が燃えて、
かつ代謝のいい脂肪がつきにくいカラダになります。

スキマ時間に、ちょこまか動くだけでメラメラ脂肪が燃えるカラダに!!

中高年になると、今までと食べる量は同じなのに「近頃、太ってきた」ということが必ず起きてきます。

これは、細胞のなかにある発電所、ミトコンドリア（エネルギーの産生工場）の量が減ってきたサイン!!

ミトコンドリアを活性化させましょう。

そのためには、まず「箸置きダイエット」を実践し、必要な栄養・成分を吸収してミトコンドリアへ届けること。そのうえで、赤い筋肉を鍛えることがポイントです。

ハードな筋トレより、日常生活のなかで簡単に継続できる運動がおすすめ

「筋肉を鍛える」といっても、鉄アレイを持ったり、腹筋を一日何十回もやったり、そんな、たいへんな筋トレをする必要はありません。

効率よくミトコンドリアを増やすには、まずじっと座りっぱなしの時間をできるだけ減らすこと。そのためには、日常生活のなかで歩行を中心に「カラダを動かす」ことを積極的に行うことが大切です。

仕事や家事の合間、あるいはテレビを見ていてCMが入ったときなど、ちょっとしたスキマ時間に「ちょっと効いているかな」と感じる程度の筋トレを一～三分程度、行うようにしましょう。

ハードな筋トレを行うと、ミトコンドリアは一瞬グンと増えますが、ずっと継続できるかというと、かなりの努力と根性がいることは間違いありません。

一方、日常生活のなかで「カラダを動かす」ことは、ハードな筋トレと比べると地味な増え方かもしれませんが、継続しやすく、かつ習慣化させることが容易です。

そして、わずかながら増えたミトコンドリアは積み立てができます。今日がんばって、明日休んだとしても、明後日また再開すれば、ミトコンドリアは加算されていきます。

この積み立てができるというのが、わたしたち「健康好き」だけど、そんなに「運動好き」じゃない人間にとって強い味方になってくれます。

一時的にハードな筋トレを行うよりも、「ちょっと効いたかな」と感じる程度の運動のほうが継続しやすく、「ちりも積もれば山となる」ということになるわけです。

スキマ時間にチョチョッとできる運動三選

それでは、具体的にどんな運動を行えばいいのか、ご紹介したいと思います。

腕ふり体操

①両足を肩幅に開いて立ち、右足を軽く一歩前に出す

②両手を腰に当て、両膝を軽く曲げる（後ろ足のかかとは五センチ浮かす）

③「イチニ、イチニ」のかけ声に合わせ、肘を伸ばしたまま、肩から振り子のように大きくふる（まずは一分から）

＊カラダもゆっくり上下に動かし、息を止めない

④余裕があれば前後の足を入れ替え、③と同じように腕をふる

★③〜④で一セット。一日二セット行う

ポイントは、自分のカラダと相談しながら無理なく、そして笑顔で行うこと。また、カラダが上下に動くときに、膝が伸び切らないように注意してください。

ふだん、あまりカラダを動かさない人は「③〜④を三〇秒行う」ところから始めてください。カラダが慣れてきたら、一分、二分と時間を延ばしていきます。

また、膝や腰に違和感があるとき、痛みがあるときは、上下動を小さくして「立ったまま」あるいは「椅子に座った状態」で行います。

この腕ふり体操は、太ももやお尻など大きな筋肉を使うため、脂肪燃焼効率が高まり、かつミトコンドリアを活性化させる効果があります。

さらに、腕を肩から大きくふることによって肩周辺の血行を促進し、肩や首のこりが楽になってきます。

実際に腕ふりをすると、一分程度でカラダがあたたかくなってきます。血行が改善し、脂肪が燃焼してきた証拠です。

ゆっくり階段のぼり

「一つ上の階に上がる」ときに、「抜き足、さし足、しのび足」（かかとを浮かして）で、ゆっくりと階段をのぼる。駆け上がるのはＮＧ！

ゆっくり階段をのぼると、筋肉や骨にかかる負荷が大きくなり、筋トレ効果は抜群です。しかも、お尻や太ももなどカラダのなかでも大きな筋肉がきたえられるため、ヒップアップ効果も期待できます。

階段は身近にあるフィットネスクラブ。階段を見つけたら「ラッキー！」。まずは二階までは階段を使うことからスタートです。エレベーターやエスカレーターの誘惑に負けずに「できるだけ階段を使う」ことを意識することが大切です。

さらに、下半身の筋肉量が多い人ほど顔のシミが少ないという報告があります。

シミの原因、メラニン色素の発生を抑えるホルモンがあるのですが、このホルモンは筋肉（主に下半身の筋肉）でつくられるのだそうです。

バンザイストレッチ

①足を肩幅に開いて立ち、両手を天井に届かせるくらいのつもりでバンザイ（手は「パー」に開いて、指先まで伸ばす）
②そのままの姿勢で、ゆっくりグーパー（手を握ったり、開く）を五回行う（息は止めず、笑顔で）
③息を吐きながらゆっくりと両手を下ろす
④両手にジワッと血液が流れてくるのを感じる
★①～④で一セット、一日二セット行う

食事からとった栄養素を、全身の細胞・ミトコンドリアに届ける血液。まさに老化は血管からです。

この血液を運ぶ血管は加齢とともにかたくなり、血行も悪くなっていきます。「バンザイストレッチ」は、血管を伸ばすことで、血管を若々しく柔軟にし、スムーズな血行を保つのに役立ちます。

職場で仕事の合間に、家庭で家事の合間に、テレビのCM中に、この「バンザイストレッチ」を行うと全身の血のめぐりがよくなり、脳もリフレッシュ。作業ははかどり、いいアイディアも浮かんできますよ。

一日に消費する全エネルギーのうち、もっとも多く占めるのは、なんと運動ではない!!

わたしたちが一日で消費する全エネルギー量のうち、運動や生活活動（歩いたり、家事や仕事などでカラダを動かすこと）で消費する割合は意外と少なくて、約二〇%。

Ｐａｒｔ３の一四〇ページでもお話ししたように、もっとも多くを占めるのは基礎代謝で、一日の全消費エネルギーのうち約七〇％を占めています。

腕ふり体操などの、もう一つの目的は「基礎代謝を高める」こと

基礎代謝についてもう一度おさらいすると、たとえば、わたしたちはカラダを動かしていないときでも、心臓は二四時間寝ているあいだも休むことなく、ドックン、ドックンと心筋を収縮させて血液を全身に送り出しています。

肺も、呼吸により酸素と二酸化炭素を交換するという仕事を二四時間休むことなく続けています。腎臓も老廃物をろ過して尿として排泄するなどの仕事をしています。

このように、わたしたちの生命を維持するために四六時中体内で行われている活動と姿勢を保つ赤筋の働きによって消費されるエネルギー量を基礎代謝といいます。

この基礎代謝は、二〇代から加齢とともに低下してきます。その影響で、〝中年太り〟という現象が起きてくるのです。

基礎代謝の低下を防ぎ、かつ高めるポイントは、筋トレを行い、赤い筋肉の量を増やすこと。前にご紹介した「腕ふり体操」「ゆっくり階段のぼり」「バンザイストレッチ」が、基礎代謝を高める簡単な運動としても、おすすめです。

「よい姿勢で立つ・座る・歩く」を意識するとエネルギー消費は増える

また、ふだん、みなさんは意識していないかもしれませんが、わたしたちのカラダは常に重力の影響を受けています。

立っているだけ、座っているだけで何もしていないつもりでも、実は重力に逆らってカラダを支える筋肉「抗重力筋」を使っているのです。

ただし、同じ「立つ」「座る」でも、「ダラッとして立つ」「背もたれにもたれて座る」のと、「背すじを伸ばして立つ」「背すじを伸ばして座る」のとでは、見た目のステキさだけではなく、実は消費するエネルギー（カロリー）も違います。後者のステキでカッコいいほうがエネルギー消費は高いのは、みなさん、想像がつきますよね。

また、ふだん、歩いているときも「いい姿勢で歩こう」と思うと、背すじを伸ばして歩くようになり、それもまた消費エネルギーが増えます。

それが何十年と続いて「ちりも積もれば山となる」となるわけです。

ただし、「常に姿勢をよくしていよう」と完ぺきを期すと、そのうち疲れて「もうやめた!!」となってしまうことが少なくありません。

ですから、時々でいいから、「いい姿勢で立つ」「いい姿勢で座る」「いい姿勢で歩く」ことを意識する。やってみる。

けっこう気持ちがいいものです。気持ちもよくて、見た目もよくて、健康にもいい。そこに気がついてもらえたらうれしいです。

小さなことをコツコツ続けたあなたに、カラダは必ず応えてくれますので。

すべてに共通するのは
・ステキに
・カッコよく
・気持ちよく笑顔で

立っているときの〝いい姿勢〟
・アゴを少し引く
・背すじを伸ばす
・下腹部にちょっと力を入れて引っ込める

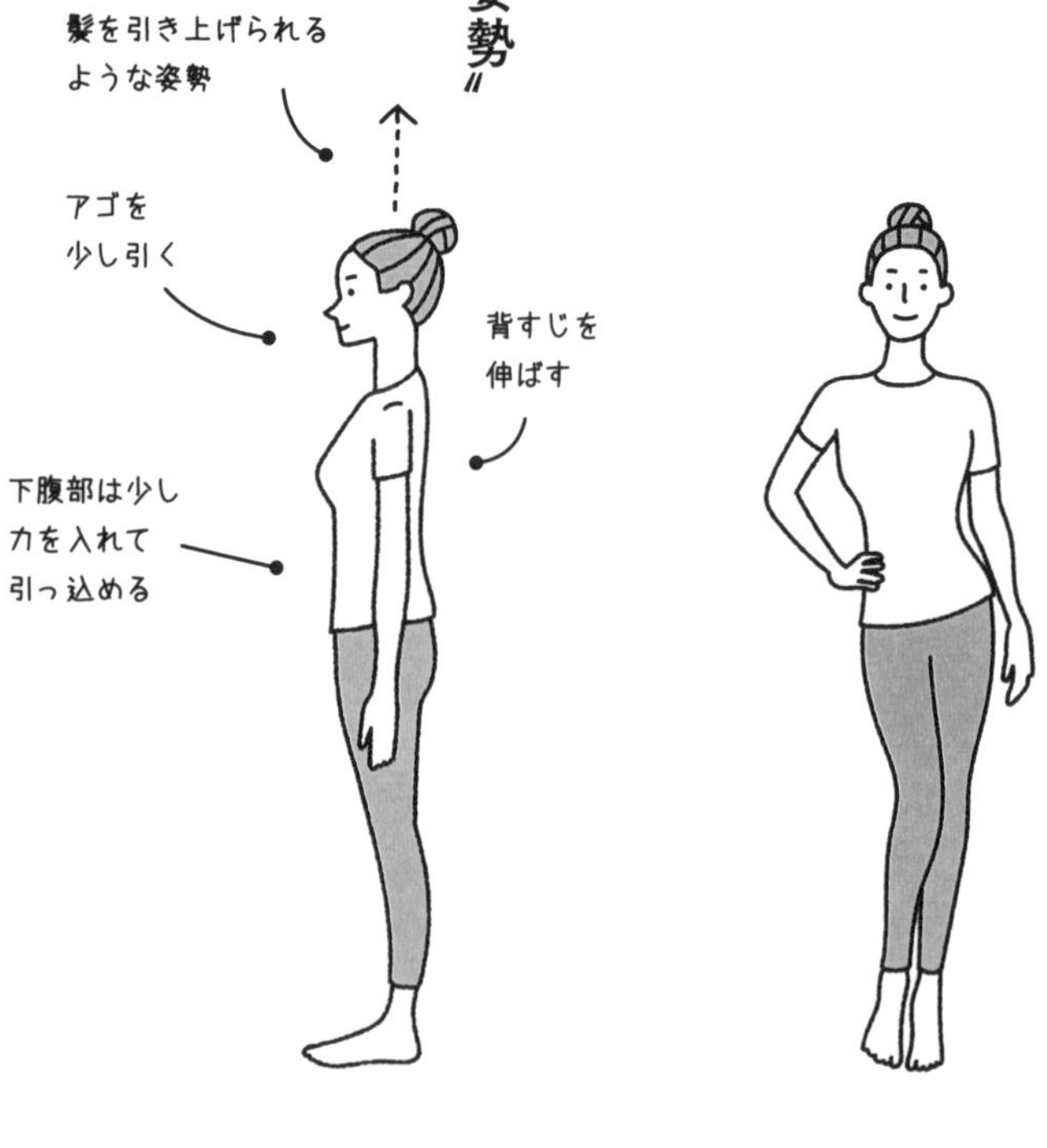
髪を引き上げられるような姿勢
アゴを少し引く
背すじを伸ばす
下腹部は少し力を入れて引っ込める

座っているときの〝いい姿勢〟

- アゴを少し引く
- 椅子の座面の前3分の1から2分の1に座り、深く腰かけない
- 背もたれにもたれず、背すじを伸ばす
- 足を組まない
- 両足裏が床にぴったりとつく感覚

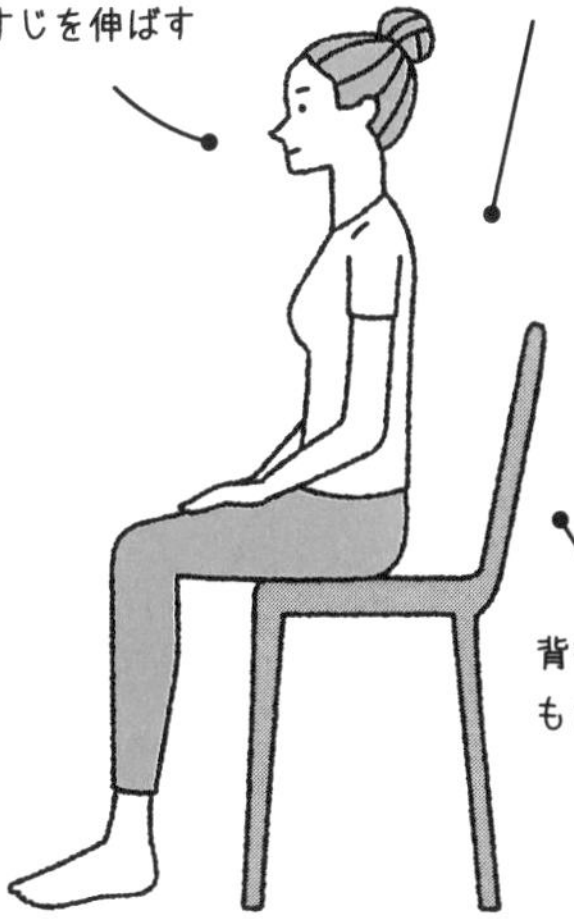
座る位置は座面の前
1/3から1/2のところ
アゴを少し引き
背すじを伸ばす
背もたれに
もたれない
両足裏は全体を
床にぴったりくっつける

歩いているときの〝いい姿勢〟

・目線は下ではなく前方へ
・髪の毛を引き上げられているイメージで背すじを伸ばす
・下腹部にちょっと力を入れて引っ込める
・5cm大股で歩く

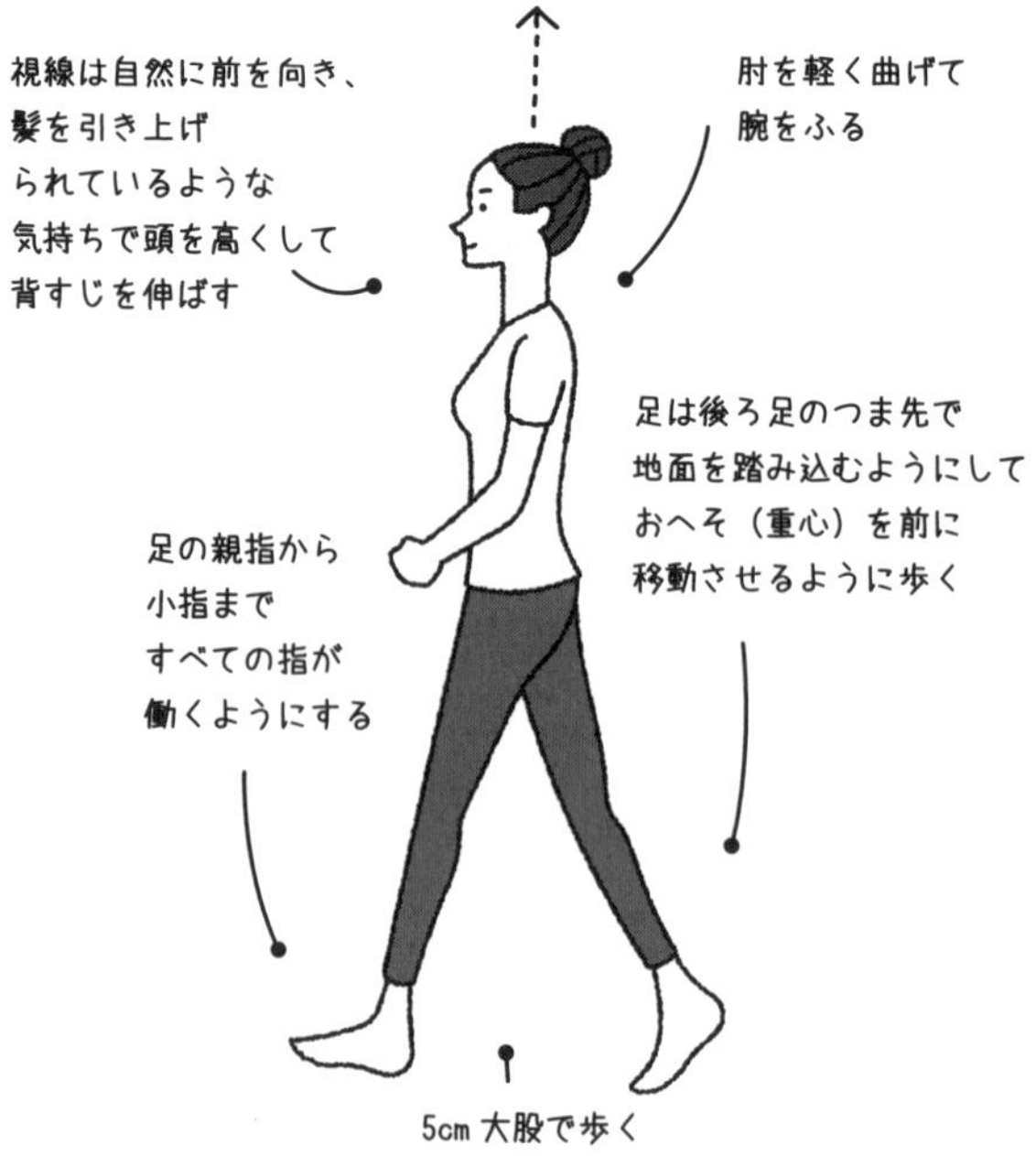
視線は自然に前を向き、
髪を引き上げ
られているような
気持ちで頭を高くして
背すじを伸ばす
肘を軽く曲げて
腕をふる
足は後ろ足のつま先で
地面を踏み込むようにして
おへそ（重心）を前に
移動させるように歩く
足の親指から
小指まで
すべての指が
働くようにする
5cm大股で歩く

おわりに

わたしは一九八一年から一六年にわたって、大学病院で最先端の現代医療に携わってきましたが、そこに限界を感じて、一九九六年に大学病院を辞めました。それから現在まで予防医療に取り組み続け、すでに二五年目になります。「なぜ予防医療なのですか?」、よく聞かれる質問ですが、わたしのなかで最近やっとその答えが見えてきました。

「予防医療とは何か?」ひと言で表現すると「自分のもっている自然治癒力を、感じて、高めること」。まだまだわかりにくい回答ですが、今感じている精いっぱいの表現なのです。そして、そのためにはカラダの仕組みを、あるがままに感じることが大切で、そこに評価は不要なのです。素直な気持ちで知ることがすべてなのです。その仕組みを知れば知るほど、驚きと感動の連続でした。「人のカラダって、なんでこんなにうまくできているのだろう!」。不思議さに対する感動とともに、自然のすごさに対する畏敬の念が年々強まってきているのです。

わたしたちは、宇宙のなかで、つまり自然のなかで生かされているのであって、いくら科学や医学が進歩しても自然の摂理を超えることはできないことに気づいたのも、予防医療との出合いのお陰かもしれません。

大学病院を辞めてから二五年間、世の中は大きく変わり、物質的な豊かさは急速にすすみ、それとは逆に、ココロの豊かさはドンドンと失われているように感じられてならないのです。豊かさを感じない理由の一つは、人が自然のなかの一員であることを忘れ、あたかも自然をコントロールできているかのような錯覚にあるのかもしれません。人のカラダも宇宙（自然）からいただいた「授かりもの」とは考えず、さんざん酷使した挙げ句、調子が悪くなればクスリや医療に頼り、使えなくなった臓器は、再生医療で置き換えができるかもしれないところまできています。食生活も一変し、わたしが子どもの頃の当たり前だった「ごはんと味噌汁の朝ごはん」は今や珍しい風景になってしまいました。

ほしいものがあれば、コンビニやファストフード、インターネットで何でも買うことができる時代になってきました。でも、ＩＴが進歩しモノが簡単に手に入るようになっても、人のカラダもココロも基本的には数万年前と大きくは変わっていないし、家族や友人や恋人との関係もそう大きく変わっていないと思うのです。

現代に生きているわたしは、ここ数年、何度も立ち止まって、真剣に考え続けています。本当にこれで豊かで幸せになれるのだろうか。文明や医学の進歩が、人の幸せや豊かさを本当にもたらしているのだろうか。進歩や便利さと引き換えに、人は本来の人としての豊かさや幸せを手放そうとしているのかもしれない、と。

今回の「箸置きダイエット」では、噛むことがわたしたちのカラダに及ぼす影響の大きさに感動したことがキッカケで、宇宙（自然）からの授かりものの自分のカラダを、愛して、大切にして、かわいがって、磨いていく、その「はじめの一歩」が「噛むこと」だという確信を伝えたかったのです。

現在、予防医療の講座を定期的に開催していますが、テーマは「自分のカラダを知る」こと。そもそも「なぜ食べるのか？」この一見当たり前のことがわかっていないのです。目先の安易な解決策ばかりに目を奪われないで、もっと本質的なことに目を向けていると、自分で気づいて、解決策を見つけて、行動して、いい結果にたどり着くことができるのです。

医学の進歩のなかで、人のカラダをどんどん細分化してとらえるようになってきましたが、実は逆の方向、つまり生物である〝人〟として丸ごととらえることで、根本的なカラダ磨きの答えが見つかるのではないでしょうか。

そのなかで「何を食べるか」より、もっと大切なことが「どう食べるか」ということ。具体的方法として「箸置きをして噛む」ことが元気になるスタートであることを伝え、多くの受講者から「よく噛むと便がキレイになる」「よく噛むと脂肪が減る」「よく噛むとイライラしなくなる」「よく噛むと下痢が改善する」「よく噛むと疲れなくなった」「よく噛むと食事に感謝できる」「よく噛むと気持ちが豊かになった」など、多くの感想をいただいてきました。

「なぜ食べるのか？」の講座のなかで、三つの大切な目的、「六〇兆個の細胞に栄養素を届けるため」「一〇〇兆個の腸内細菌に食事を届けるため」「食事からタンパク質をちゃんと摂取するため」を知って、これができていないことが、自分の体調不良を生み出していることがわかれば、改善のために実践することも簡単に理解できてくるのです。

肥満をはじめ、手足の冷え、物忘れ、疲れやすい、不眠、イライラ、憂うつ、腰痛、膝痛、花粉症、喘息、アトピー、便秘、下痢、胃の不調などの慢性症状、そして高血圧、糖尿病、心筋梗塞、ガンなどの病気に対しても、多くの方は対症療法（症状を軽くする対策）をしているのが現状です。

このような症状や病気で悩んでいる人はたくさんいるのに、ほとんどの人がクスリや病院の先生に頼って、対症療法、たとえば不眠には安定剤、高血圧には血圧を下げるクスリ、糖尿病には血糖値を下げるクスリ、腰痛には湿布薬と鎮痛剤、ガンになったら手術や抗ガン剤などなど、表面的な症状の改善だけを優先し、根本的なケアには気がついていないのです。対症療法の前に、自分のカラダとしっかり向き合って耳をすませば、六〇兆個の細胞の声も、一〇〇兆個の腸内細菌の声も聞こえてくるかもしれないのに……。

「箸置きダイエット」は、単なるダイエットだけではなく、箸を置いて食べることにより、食事と向き合い、食材と向き合い、自分のカラダと向き合い、自分の細胞の声や腸内細菌の声に耳を傾けることの大切さに気づくことで、生活が豊かになるものです。何より健康であることの豊かさをもっともっと自分事としてとらえ、自分で変えていくことができる、そこに気づいてほしいと思っています。

ダイエットはやせることがゴールではなく、代謝がよくなり、ミトコンドリアが元気になり、体調が回復し、快調な便通になり、カラダもココロも豊かになることで、カッコよくステキに生活できることがゴールだと思うのです。

ダイエットのための激しい運動や食事制限はがんばらないと続かない。わたしの考えは、がんばると続かない、だから、簡単で、がんばらなくてもできることを続けることが何よりも大切だということ。がんばっても一か月で音を上げてしまうようなことは初めから取り組まないほうがいい。継続が何よりも重要なのだということ。

だから、簡単な「箸置き」なのです。

そして、食事をゆっくり食べない、噛まない、味あわない、エサのように食べている自分の姿に気づき、カラダの声を聞いていない自分に気づき、感謝しない食べ方を「当たり前」だと思っている自分に気づく。「当たり前」という言葉の反対は「ありがたい」「ありがとう」です。当たり前と感じてきたことが、実はありがたい、すごい出来事だと感じることができるのが「箸置きダイエット」なのです。

これが、わたし自身が「当たり前」の食べ方から「ありがたい」食べ方に変われた体験談です。だから、あなたにも〝箸置き〟を買って「よく噛む」ことからスタートしてほしい、とココロから願っているのです。

予防医療に興味のある方は、ぜひ、日本予防医療協会のＨＰにお越しください。

www.yoboiryo.jp

二〇二一年五月　岡山のオフィスにて　金城　実

金城 実（きんじょう・みのる）

東京生まれ。医学博士、一般社団法人日本予防医療協会代表理事。岡山大学医学部卒業後、麻酔科に入局。ニューヨークのアルバート・アインシュタイン医科大学に留学し、医学博士号取得。帰国後、岡山大学医学部附属病院麻酔科病棟医長として最先端のテクノロジーを駆使した治療に携わる。1996年、予防医療の実践のために大学病院を辞し、独立。2003年に（株）MDジャパンを設立。「医者がすすめるメディカルダイエットプログラム」を研究開発。予防医療プログラム「Dr. セルフチェック」を開発し、企業や病院、フィットネスクラブなどを中心に展開。2011年より予防医療的な視点から企業への健康経営の提案を開始。2014年、実践的予防医療の人材育成のため日本予防医療協会を設立。2020年4月より沖縄県知事政策参与就任。著書に『「粘膜パワー」で若返る超健康になる』（プレジデント社）、『血液サラサラ、ボケない、ヤセる！ 1日1分！腕ふり健康法』（KADOKAWA）、『日本一わかりやすい　健康経営』（プレジデント社）、共著に『免疫は発酵食品でぐんぐんあがる』（プレジデント社）

簡単！ 箸置きダイエット

2021年7月4日　第1刷発行

著　者　　金城 実
発行者　　長坂嘉昭
発行所　　株式会社プレジデント社
〒102-8641
東京都千代田区平河町2-16-1
平河町森タワー13階
https://www.president.co.jp　　https://presidentstore.jp
電話　編集（03）3237-3732
　　　販売（03）3237-3731
販　売　　桂木栄一　高橋徹　川井田美景　森田巌
末吉秀樹　神田泰宏　花坂稔
編　集　　川井田美景
編集協力　　有限会社メディア・サーカス　道井さゆり
制　作　　関 結香
ブックデザイン　　ナカミツデザイン
印刷・製本　　凸版印刷株式会社

ISBN978-4-8334-2418-9
Printed in Japan